名医支招如何防治过敏

上海市医学会
上海市医学会变态反应专科分会 组编

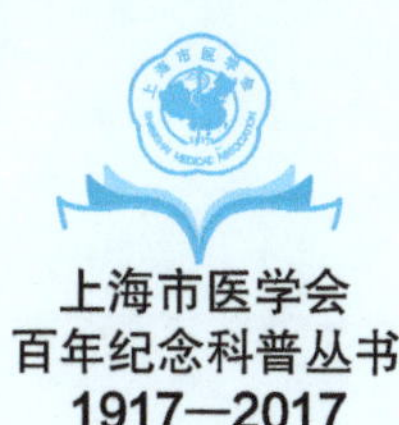

上海市医学会
百年纪念科普丛书
1917—2017

上海科学技术出版社

图书在版编目(CIP)数据

名医支招·如何防治过敏 / 上海市医学会,上海市医学会变态反应专科分会组编. —上海:上海科学技术出版社,2017.12
(上海市医学会百年纪念科普丛书)
ISBN 978 - 7 - 5478 - 3837 - 2

Ⅰ.①名… Ⅱ.①上…②上… Ⅲ.①变态反应病—防治 Ⅳ.①R593.1

中国版本图书馆 CIP 数据核字(2017)第 289646 号

名医支招
如何防治过敏

上海市医学会
上海市医学会变态反应专科分会　　组编

上海世纪出版(集团)有限公司
上海 科 学 技 术 出 版 社　出版、发行
(上海钦州南路 71 号　邮政编码 200235　www.sstp.cn)

字数：125 千字　　　　印张 9.25
2017 年 12 月第 1 版　2017 年 12 月第 1 次印刷
ISBN 978 - 7 - 5478 - 3837 - 2/R·1518
定价：30.00 元

内容提要

如何防治过敏？一册在手，过敏不愁！

本书由上海市医学会变态反应专科分会组织 30 余位专家，根据变态反应学科最新进展及临床中经常遇到的过敏相关问题精心编撰而成，共 19 篇经典科普文章、141 个问答，涵盖每个人一生中都会遇到的过敏问题、久治不愈的过敏性疾病的方方面面，内容权威且实用。

书中还对部分撰文专家予以介绍，方便读者找到适合的专家求医问药。

本书编委会

顾　　问：洪建国

主　　编：郭胤仕　骆肖群

副主编：郑春泉　汤　葳　周小建　邵　莉　顾瑜蓉

编　　委：（按姓氏笔画排序）

王莲芸　石润杰　卢　慧　卢燕鸣　孙臻峰

李吉平　李厚勇　吴　建　余　莉　张维天

张锋英　陆丽华　杭晶卿　金美玲　郑　青

袁卫如　徐艳华　唐　慧　章　伟　商　艳

蔺　林　薛　璐

总 序

上海市医学会成立于 1917 年 4 月 2 日，迄今已有 100 年的悠久历史。成立之初以"中华医学会上海支会"命名，1932 年改称"中华医学会上海分会"，1991 年正式更名为"上海市医学会"并沿用至今。

百年风雨，世纪沧桑，从成立之初仅 13 人的医学社团组织，发展至今已拥有 288 家单位会员、22 000 余名个人会员，设有 92 个专科分会和 4 个工作委员会，成为社会信誉高、发展能力强、服务水平好、内部管理规范的现代科技社团，荣获上海市社团局"5A 级社会组织"、上海市科协"五星级学会"。

穿越百年历史长河，上海市医学会始终凝聚着全市广大医学科技工作者，充分发挥人才荟萃、智力密集、信息畅通、科技创新的优势，在每一个特定的历史时期，在每一次突发的公共卫生事件应急救援中，均很好地体现了学会的引领带动作用。近年来，在"凝聚、开放、服务、创新"精神的指引下，学会不忘初心，与时俱进，取得了骄人的成绩。

2016 年，习近平总书记在"全国卫生与健康大会"上发表重要讲话，指出"没有全民健康就没有全面小康"，强调把人民健康放在优先发展的战略地位。中共中央、国务院印发的《"健康中国 2030"规划纲要》明确了"共建共享、全民健康"是建设健康中国的战略主题，要求"普及健康生活、加强健康教育、提高全民健康素养"，要推进全民健康生活方式行动，要建立健全健康促进与教育体系，提高健康教育服务能力，普及健康科学知识等。上海市医学会秉承健康科普教育的优良传统，认真践行社会责任，组织动员广大医学专家积极投身医学科普创作与宣传教育。

近年来，学会重点推出了"健康方向盘"系列科普活动、"架起彩虹桥"系列医教帮扶活动和"上海市青年医学科普能力大赛"三项科普品牌。通过科普讲座、咨询义诊、广播影视媒体宣传以及推送科普文章或出版科普读物等多形式、多渠道，把最前沿的医学知识转化成普通百姓健康需求的科普知识，社会反响良好。配合学会百年华诞纪念活动，其间重点推出了百场科普巡讲活动和百位名医科普咨询活动。上海市医学会以其卓有成效的科普宣教工作受到社会各界好评，荣获上海市科委颁发的"上海科普教育创新奖-科普贡献奖（组织）二等奖"、中华医学会"优秀医学科普单位"和"全国青年医学科普能力大赛优秀组织奖"，成为上海市科协"推进公民科学素质"百家示范单位之一。

为纪念上海市医学会成立 100 周年，同时将《"健康中国 2030"规划纲要》精神进一步落到实处，我们集中上海医学界的学术领袖和科普精英编著出版这套科普丛书，为大众提供系统的医学科普知识以及权威的疾病防治指南，为"共建共享、全民健康"的健康中国建设添砖加瓦。在这套丛书里，读者既可以"读经典"——呈现《再造"中国手"》等丰碑之作，重温医学大家叱咤医坛的光辉岁月，也可以"问名医"——每本书约有 100 名当代名医答疑解惑，解决现实中的医疗健康困扰。既可以通过《全科医生，你家的朋友》佳作，找到你的家庭医生，切实地感受国家医疗体制改革的努力给大众带来的健康保障；也可以领略《从"削足适履"到"量身定制"——医学 3D 打印技术》《手术治疗糖尿病的疗效如何》等医学前沿信息，感受现代医学科技进步带来的福音。

经典丰满的内容，来源于团结奋进、齐心协力的编写团队。这套丛书涉及上海市医学会所属的 50 余个专科分会，编委达 2 000 余名，参与编写者近 5 000 人，堪称上海市医学会史上规模最大的一次集体科普创作。我相信，每一位参与科普丛书的编写者都将为在这场百年盛典中留下手迹，并将这些健康科普知识传播给社会大众而引以为荣。

在此，我谨代表上海市医学会，向所有积极参与学会科普丛书编著的专科分会编委会及学会工作人员，向关注并携手致力于医学科普事业发展的上海科学技术出版社表示衷心的感谢！

源梦百年、聚力同行、传承不朽、再铸辉煌。愿上海市医学会薪火不熄，祝万千家庭健康幸福！

上海市医学会 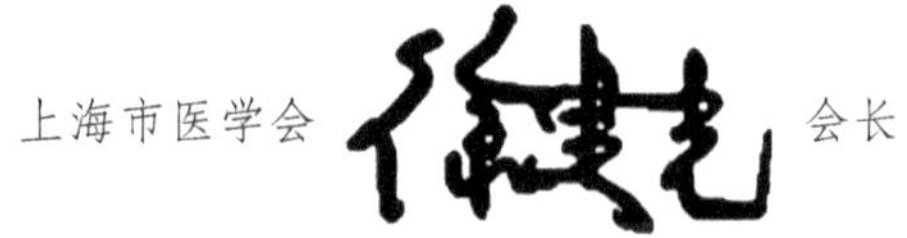 会长

2017 年 5 月

前　言

过敏性疾病是人类最常见的疾病之一，有 1/3～1/2 的人一生中都会遭受过敏性疾病的困扰。据流行病学研究，全球现有过敏性鼻炎患者约 5 亿人，哮喘患者约 3 亿人，湿疹及特应性皮炎患者约 4 亿人，荨麻疹患者 5 亿～6 亿人。此外，食物过敏者 2.4 亿～5.5 亿人，药物过敏史者 6 亿～7 亿人。更值得关注的是，过敏性疾病患病率近二三十年间在快速增长，不但严重影响着人们的生活质量，严重时甚至还会危及患者生命，故世界卫生组织（WHO）将过敏性疾病列为 21 世纪影响人类健康的主要疾病。

受遗传、免疫、自然环境、居住环境、人体内环境等诸多因素的影响，过敏性疾病的发病原因与机制十分复杂，发病年龄覆盖生命全过程，无论男女老幼皆可患病。而且，一个人可能只患有一种过敏性疾病，也可能多种过敏性疾病同时存在，常导致用药治疗时顾此失彼，或重复用药影响疗效，或用药过量还可引起副作用。

因此，患者及家属应了解和掌握过敏性疾病的发病原因、机制、诊断、治疗、预防等方面的知识，只有对过敏性疾病有了全面认识，才能配合医生正确治疗和预防复发，进而减轻病情及控制疾病的发展，提高生活质量，预防不良后果的出现。

全书涵盖了过敏性疾病的基础知识，以及呼吸系统、皮肤黏膜系统、消化系统、眼耳鼻喉系统等常见过敏性疾病。由于儿童各脏器系统尚未发育完善，其饮食、成长环境与成人有不少差异，疾病特点也不尽相同，故本书对儿童过敏设专节加以介绍。希望对广大过敏性疾病患者、家属及相关医务人员能有所帮助。

鉴于编撰时间较紧，书中如有缺点与不妥之处，敬请批评指正。

上海交通大学医学院附属仁济医院过敏疾病防治中心主任、主任医师
中华医学会变态反应学分会副主任委员
上海市医学会变态反应专科分会主任委员
郭胤仕
2017 年 11 月

目 录

CHAPTER ONE
读经典

1

CHAPTER TWO
问名医

2

CHAPTER ONE

读经典

一、说说过敏性疾病

　　过敏性疾病涉及人的全身，最常说的过敏性鼻炎常与哮喘放在一起讨论，是因为鼻和肺同属于呼吸系统。当然，过敏性哮喘与过敏性鼻炎也都归属于同一类疾病：过敏症。据统计，过敏性哮喘患者80％会有过敏性鼻炎，大约有15％的过敏性鼻炎患者同时患有哮喘。从长远来看，如果过敏性鼻炎没有得到很好控制，也许在10年或20年后会出现支气管哮喘。再进一步说，如果患有支气管哮喘的同时也患有过敏性鼻炎，那么仅仅治疗支气管哮喘的效果不会很明显，很多哮喘得不到控制，其原因之一就是没有同时治疗鼻炎。

　　值得一提的是，很多人往往把鼻炎和感冒混淆起来。有很多人不知道自己患有鼻炎或是有鼻炎史，他就会把鼻炎当成感冒来治。一方面，希望大家对于鼻炎、感冒、哮喘这些疾病的认识要有基本的判断能力。另一方面，最好还是请医生来诊断。比如说，普通的感冒大多数是病毒引起的，在呼吸道局部会有流涕、咽喉疼痛、咳嗽等症状，也许还会有一点发热。而过敏性鼻炎有很明确的过敏史，本身可能是过敏体质，在接触到花粉，或是一些动物皮毛的毛屑等情况下就会出现症状。症状出现得很突然，很快，如鼻痒、流涕、鼻塞、喷嚏……而不像感冒，感染症状是逐步出现的。如果总是发现自己接触了某样东西后马上就鼻痒打喷嚏，那就是过敏的表现。

　　过敏的源头不外乎呼吸、饮食、接触3个方面，一种是通过呼吸道吸入性的，尤其春暖花开的时节，花粉很多，空气中的真菌也比较多，家庭环境中的尘螨或是宠物毛屑等都会通过呼吸道吸入。也有非气候的因素，比如抽烟，有的人对烟味特别敏感，还有马路上的汽车尾气也会引起过敏。还有一种是饮食方面的因素，有的人喝牛奶或吃了虾蟹会过敏，不但会引起呼吸道的症状，还会出现腹痛、腹泻等消化道症状，我们称之为过敏性肠炎。再有就是接触性的，皮肤接触到一些化学物质，如使用化妆品、穿化学纤维的衣服，也会引起过敏等。

　　在湿热的环境下，引起过敏的过敏原较多，无论是花粉，还是动物的皮毛屑、尘螨、真菌等。尤其是在江南地区，湿热的黄梅天也是过敏症多发的时节。有呼吸道过敏的患者，气候的变化容易触发过敏症的出现。再扩大一点范围说，潮湿的气候同样会导致患有其他呼吸道疾病，如慢性支气管炎、肺气肿、慢性阻塞性肺病(简称慢阻肺)的患者出现哮喘。因为这些患者的呼吸道同样不能适应气候的变化，也会胸闷，甚至也会有些喘。碰到这些情况，大家要注意自我防护。

（邓伟吾）

○ 摘编自上海人民广播电台《名医坐堂》栏目 2005 年 5 月 13 日（整理：汤 葳）

—— 专家简介 ——

邓伟吾 汤 葳

　　邓伟吾，博士生导师，上海交通大学医学院附属瑞金医院终身教授。曾任中华医学会呼吸病学分会副主任委员，现任上海市医学会呼吸病学专科分会荣誉主任委员、世界卫生组织哮喘全球防治项目（GINA）顾问、美国胸科医师学会（ACCP）资深会员。

　　汤葳，上海交通大学医学院附属瑞金医院呼吸科副主任医师。担任中华医学会变态反应学分会青年委员会副主任委员，上海市医学会变态反应专科分会副主任委员。专业特长为哮喘、慢阻肺等慢性呼吸道疾病的综合性诊治，过敏性哮喘的特异性免疫治疗。

二、过敏之最

最守时的过敏：花粉过敏

何女士居住的小区环境很好，公共绿化面积不少，很多住户在自家阳台上也种植了各种各样的花草。然而，何女士却似乎与这"鸟语花香"的环境格格不入，每年三四月份，她就会出现鼻痒、咽痒、打喷嚏、流涕等类似感冒的症状，有时还会有流泪、眼睛变红发痒、咳嗽、痰多、气喘等不适，每次发作持续20天左右，经医生检查，何女士被确诊为花粉过敏症。

花粉过敏是一种由致敏花粉诱发的过敏性疾病，主要包括季节过敏性鼻炎、过敏性结膜炎、过敏性皮肤病和支气管哮喘。目前已知的可引起人类过敏的植物花粉多达数百种，我国常见的是豚草属、蒿属植物花粉。

一般地说，花粉过敏好发于中青年人，儿童和老年人相对少见。患者常有过敏体质和家族过敏史。主要症状为鼻痒、打喷嚏、流清涕、眼痒、咳嗽、喘息和皮肤瘙痒等。花粉过敏一般有3个特征。①季节性发作，每年均在固定的时期发作，常被称为"最守时"的过敏症。持续时间短则数天，长则数月，待花粉播散期一过，病情自然缓解。部分合并尘螨过敏的花粉过敏患者，可表现为常年性发作、季节性加重。②有明显的地域性，花粉过敏患者通常仅在致敏花粉飘散的地区发病，移居至无花粉飘散地区以后，症状很快缓解。③发作与气候的变化有关，气候变化会改变空气中的花粉浓度，进而影响花粉过敏的症状。

最时髦的过敏：宠物过敏

生活实例

不久前，王女士和丈夫带着 8 岁的女儿佳佳去朋友家做客。朋友家养了三只小狗，甚是可爱。王女士的朋友见佳佳特别喜欢小狗，便送给她一只。几天以后，佳佳开始出现鼻塞、打喷嚏、流鼻涕等症状。

近年来，我国家养宠物(尤其是猫和狗)越来越多，宠物过敏问题也越来越受到人们的关注。宠物(尤其是猫和狗)的毛、皮屑和分泌物都是重要的过敏原。同时，宠物的皮屑又是另一种重要过敏原——螨虫的重要食物来源，活螨、螨尸、螨排泄物和分泌物、螨体分解碎片，均可诱发人体的过敏反应。另外，宠物还可导致患者生活环境中的花粉、室内尘土和真菌增多，这些物质也都是重要的过敏原。

宠物过敏一般无明显的季节性及地区性，受气候影响小。由于宠物过敏原的黏附性强，可随人的衣物而被带至各种公共场所，故宠物过敏原在环境中的分布十分广泛，可引起常年性过敏性鼻炎、结膜炎和支气管哮喘。一般地说，宠物过敏患者也有 3 个特征性表现：①在接触宠物或进入有宠物的环境后，出现一系列过敏症状，如过敏性鼻炎、哮喘、过敏性结膜炎、特异性皮炎等，或表现为原有的过敏症状突然加剧。②脱离该环境后，过敏症状随即减轻。③在被宠物舔、抓或咬后的数分钟内，局部皮肤出现荨麻疹，且常伴有呼吸道过敏症状。

（洪建国）

○ 摘编自《大众医学》2012 年第 4 期

—— 专家简介 ——

洪建国

洪建国，上海交通大学附属第一人民医院儿科教授、主任医师。

曾任中华医学会变态反应学分会副主任委员、上海市医学会变态反应专科分会主任委员、上海市儿科临床质量控制中心专家组成员、上海市住院医师规范化培训儿科专家组成员，欧洲变态反应与临床免疫学会（EAACI）和欧洲呼吸学会（ERS）会员。

擅长小儿呼吸系统疾病、变态反应性疾病、儿内科疑难杂症等的诊疗。

三、花粉过敏奥秘多

人们对花粉已经司空见惯，但对其特性却不一定了解。花粉是种子植物的雄配子体，成熟后花粉囊裂开，花粉溢出，借助昆虫或风等媒介进行播散。花粉的产量非常巨大，德国植物学家波尔曾计算过一朵榛属植物的花平均含有 255 万颗花粉，可以想象一棵树、一片花海能产生多么巨量的花粉！

大多数花粉对人体无害，也不是所有花粉都会导致过敏。通常借风传播的花粉体积小、质量轻，飘散在空气中时间长，容易被人们吸进呼吸道或与眼睛、皮肤接触，引起花粉过敏，而虫媒花粉一般不会引起花粉症。过敏体质有遗传倾向，有人吸入空气中飘浮的花粉后容易被致敏，这种被致敏的人再次接触到相同花粉后就会发生过敏反应。许多患者往往是等出现了过敏症状再往医院跑，或者去药店买一点抗过敏药对症处理一下，年复一年，严重影响生活质量。正确的做法应该是：提前 1～2 个月到医院做检查，明确对什么花粉过敏，并在医生指导下进行必要的治疗或预防，85％ 以上的患者可有效控制或预防花粉症。预防的方法包括避免接触过敏花粉、脱敏治疗、预防性药物治疗等。

首先，避开花粉的环境。凌晨 5 时至上午 10 时以及黄昏，是花粉浓度最高的时间，外出时尽量避开。回家或到单位，及时用水冲洗鼻子、清洗面部等暴露部位。尽量少去花草、树木茂盛的地方，更不要随便闻花草。

其次，干燥刮风的天气要加强防护。干燥、高温、刮风时，植物花粉囊更容易破裂，导致空气中的花粉浓度增大。出门尽量穿长袖衣服，最好戴口罩。野外作业或外出春游时，最好带些抗过敏药物，如西替利嗪、氯雷他定等，也能预防性服用。在阳光充足且刮风的天气里，最好喷湿纱窗，或将湿窗帘、门帘或湿纱网挂在门窗上，减少开窗通风换气时花粉进入室内的量。

此外，有些花粉和食物间有交叉过敏反应。例如，桦树花粉症患者食用苹果后会发生过敏反应，艾蒿花粉症患者食用蘑菇、芹菜时也会发生过敏反应，临床上分别称之为桦树—苹果过敏综合征、艾蒿—蘑菇—芹菜过敏综合征。

（郭胤仕）

○ 摘编自《新民晚报》2016 年 3 月 14 日

— 专家简介 —

郭胤仕

郭胤仕，上海交通大学医学院附属仁济医院过敏科（变态反应国家临床重点专科）主任、过敏疾病防治中心主任，教授、主任医师。

兼任中华医学会变态反应学分会副主任委员、中国医疗保健国际交流促进会过敏科学分会副主任委员、上海市医学会变态反应专科分会主任委员等。

擅长哮喘、慢性咳嗽、鼻炎等呼吸系统疾病和食物过敏的诊治。

四、了解过敏，远离过敏性疾病

在人们的日常生活中，皮炎、鼻炎、哮喘等过敏性疾病患者常抱怨，过敏很难缠，屡犯屡治、屡治屡犯，总"断不了根"。不少人感叹，过敏很奇妙，在身体的不同部位，会有截然不同的表现。不少人怀疑，过敏性疾病可能根本无法预防、无法治愈。确实，过敏性疾病的发病机制很复杂、治疗时间较长，但可以肯定的是，过敏性疾病是可防可治的。

人为什么会过敏？为什么会患过敏性疾病？这是由于一些人对所接触的物质（又称抗原或过敏原）过度敏感，引起相关器官、组织的结构或功能发生改变、受损导致的疾病，包括过敏性哮喘、过敏性鼻炎、特应性皮炎等多种疾病。这些疾病的发病机制类似，即血清中出现高水平的免疫球蛋白 E（IgE），病变器官或组织有大量炎性细胞，特别是嗜酸性粒细胞的浸润。因此，人之所以会过敏，主要与接触过敏原有关。若过敏反应发生在下呼吸道，气管平滑肌痉挛，可使气管变窄、气流受阻，患者会感到胸闷、呼气时发出尖的高音调笛声；若发生在鼻腔，可引起鼻痒、鼻塞、鼻涕和喷嚏。

我们知道，常见的过敏原主要有尘螨、蟑螂、宠物皮毛、花粉、真菌等。这些都是吸入性过敏原，即过敏原通过鼻和呼吸道进入体内，然后引起过敏性疾病。在秋天，尘螨、花粉和真菌为主要过敏原。这里主要介绍一下尘螨和花粉。

尘螨：生长发育的最佳温度为 18～30℃，相对湿度为 70%～80%。春秋季，特别在秋季，是尘螨生长繁殖最快的季节。我们曾做过一个实验：人工饲养约 300 只尘螨，3 个月后数量达上百万只。在电子显微镜下观察，尘螨很像一只小蜘蛛，有 8 只足，直径 200～300 微米，比粉笔灰屑还小，重约 10 微克。它们大多生活在枕头、床垫、毛毯、填充玩具内，主要靠吃人皮肤每天脱落下来的皮屑得以生长繁殖。此外，面粉、棉籽、真菌也是它们的食物。有报道称，一只枕头内可藏 6500 只尘螨，一条床褥可藏 200 万只尘螨。由于尘螨较难在空气中飘浮，故导致人过敏的并不是整只尘螨，而是尘螨的碎片和粪小球，它们常附着在灰尘表面，随着人们的呼吸进入气管，进而导致哮喘和过敏性鼻炎的发作。有专家认为，当 1 克灰尘中含有 100 只以上的尘螨时，就足以导致过敏。

花粉：高等植物雄性花所产生的生殖细胞，直径为 12～60 微米，数量大，重量轻,可随风飘浮。花粉的飘散具有明显的季节性和地区性。夏末秋初的风媒花粉主要来源于杂草,常见的有蒿草和豚草。

过敏性疾病是一类具有明显的遗传倾向的疾病,属于多基因遗传。若父亲患过敏性疾病,其下一代患病的概率为 40% 左右;若母亲患过敏性疾病,其下一代患病的概率为 40%～60%;若双亲均患过敏性疾病,其下一代患病的概率高达 70%。一般认为,过敏性疾病的发病是遗传与环境相互作用的结果,其中,环境因素可能更为重要。因此,若能控制好环境因素,就有可能预防和完全控制过敏性疾病。

2001 年,世界卫生组织和美国国立卫生院心肺和血液研究所汇集了 17 个国家的 30 余名医学专家,根据多项临床研究结果,提出了针对过敏性疾病的"四合一"综合治疗方案,包括:①患者教育;②避免接触过敏原;③适当的药物治疗,包括糖皮质激素、拮抗主要介质的药物(如组胺、白三烯等)、支气管扩张剂、鼻用缩血管药等;④标准化过敏原特异性免疫治疗(脱敏治疗)。其中,脱敏治疗是指将诱发哮喘或过敏性鼻炎发作的特异性过敏原,如尘螨等,经特殊加工后,配制成各种不同浓度的提取液,经反复皮下注射或其他途径(主要是舌下含服)进入患者体内,剂量从小到大,浓度由稀到浓,使患者对该过敏原产生耐受,预防发生新的过敏,显著改善过敏症状。脱敏治疗是目前唯一针对过敏性疾病的病因进行治疗的方法。

许以平

○ 摘编自《大众医学》2007 年第 10 期　　　　　　　　　　　　　(整理:郭胤仕)

—— 专家简介 ——

许以平

许以平(1940—2012),上海交通大学医学院附属仁济医院原慢阻肺研究室主任、过敏疾病防治中心主任,教授、博士生导师。

五、食物能引起过敏，也能防过敏

健康饮食要求人们均衡地摄取营养素。然而，有些人会对某些食物过敏，如果不慎食入，不仅不能获得营养，还可能引发疾病，甚至造成过敏性休克，导致严重的后果。其中，蛋白质过敏最为常见，其次为脂类，多糖、纤维素导致过敏则较罕见。蛋白质中，动物蛋白质较植物蛋白质更易引起过敏。动物蛋白质中，与人类的种属关系越远的动物，蛋白质结构差异越大，引发过敏的可能性也越大，如对海鲜类蛋白质过敏者明显比对红肉类蛋白质过敏者多，生肉较熟肉更容易导致过敏。在植物蛋白质中，坚果类蛋白、菌菇类蛋白质致敏较为常见。另一方面，部分营养素具有抗过敏作用，日常饮食多加摄入，有益于人体健康。

（1）维生素 C：当人体发生过敏反应时，体内的一种重要致敏物质（组胺）水平会升高，而维生素 C 是天然的抗组胺物质，且有一定的抗氧化作用，能够减轻过敏反应所导致的炎症反应，常用于防治皮肤过敏及呼吸道过敏性疾病。

（2）B 族维生素：主要有维生素 B_1、维生素 B_2、维生素 B_3（烟酸）、维生素 B_5（泛酸）、维生素 B_6、维生素 B_{12} 等。B 族维生素主要帮助维持人体正常功能与能量代谢，缺乏 B 族维生素会影响心脏、神经、皮肤、消化道等器官和组织的健康，补充 B 族维生素有利于皮肤、消化道过敏性疾病的防治。

（3）维生素 A：不仅对维持正常视觉功能十分重要，在维护上皮组织细胞的健康和促进免疫球蛋白合成方面也起到重要作用。维生素 A 缺乏会造成鼻、咽喉和下呼吸道黏膜角质化，削弱防病的天然屏障，易造成感染或过敏。

（4）维生素 D：维生素 D 可坚固骨骼，预防儿童佝偻病和老年骨质疏松症。近年发现，维生素 D 也有一定预防过敏性疾病的作用。

（5）钙、镁：钙离子可降低毛细血管和细胞膜的通透性，缓解过敏反应所引起的水肿等症状。镁也有助于预防过敏性疾病发作。

（6）花青素：花青素具有抗氧化及调节免疫的功能，可修复及稳定细胞膜，抑制组胺等过敏介质的释放，预防过敏性疾病。

（7）益生菌：肠道微生态与免疫系统关系密切，补充益生菌可调节肠道菌群，从而起到调节免疫、防治过敏反应的作用。

（郭胤仕）

○ 摘编自《大众医学》2016 年第 7 期

六、寻找过敏原，科学来脱敏

过敏性疾病的发生与发展都离不开过敏原。大多数过敏性疾病患者通常只进行"缓解症状"的治疗，而没有寻找或找到引发过敏的"元凶"，尚做不到针对性的预防和治疗。目前，得到科学验证、学界认可的过敏原检测方法主要有以下4种。

（1）过敏原皮肤点刺试验或皮内试验：皮内试验比较繁琐且有一定痛感，故除了青霉素皮试等少数情况外现已少用。点刺试验是在受试者前臂内侧滴有过敏原皮试液的皮肤上用点刺针进行点刺，15～20分钟后观察局部丘疹和红晕大小，从而判定过敏物质及程度。患者在检测前数天需停用抗过敏药物。

（2）血清特异性IgE检测：最大优点是安全，不受治疗药物的影响和过敏症状的干扰，尤其适用于皮肤划痕症阳性或皮炎严重不能做皮试者、皮肤反应差的老年人及3岁以下幼儿。检测费用较昂贵，且并非所有过敏原都适用。同时，由于对技术和设备的要求比较高，不同品牌设备的检查结果缺乏一定的可比性。

（3）食物激发试验：因食物品种复杂，且经烹饪、消化酶等一系列作用后，食物的抗原性与皮试抗原或血清检测抗体不一致，加之有些食物过敏也并非由IgE所致，故对于食物过敏原而言，仅做皮肤点刺试验及特异性IgE检测，结果不够可靠。目前，双盲安慰剂对照食物激发试验是诊断食物过敏的"金标准"。

（4）皮肤斑贴试验：是检测接触性过敏原的经典试验，一般于疑似皮肤病急性期后2周进行。试验前数天需停服抗过敏药物。检查时，医生在4层1厘米见方的小纱布或专用斑贴铝制小室上涂上要试验的物质，随后贴敷在检测部位（一般取前臂屈侧或背部）。24～48小时后除去，观察皮肤反应。

目前，脱敏治疗是唯一能改变过敏性疾病进程的"对因"治疗方式。常用的给药途径有皮下注射和舌下含服两种。皮下注射脱敏治疗一般分两个阶段进行：①起始治疗阶段：每周注射一次，注射剂量逐渐增加，经3～4个月达最高剂量；②维持治疗阶段：在达到最高有效剂量后，维持最高剂量不变，延长注射间隔时间，维持2年以上。无法按时去医院治疗或不愿打针的患者，可选择舌下含服脱敏制剂进行脱敏治疗。治疗过程分递增治疗阶段和维持治疗阶段，疗程也需2～3年。最大优点是方便，患者可在家中自行用药。不过，由于脱敏制剂属于生物制剂，需严格按照使用说明上指示的剂量或医嘱用药。患者应认真学习过敏的应急自救知识，以便在出现不良反应时能及时、正确处理。

上海交通大学附属仁济医院自 20 世纪 70 年代开始使用尘螨制剂治疗螨过敏症，取得了较好的临床效果，2004 年后采用国际标准化脱敏治疗，至今已有上千位患者接受了此项治疗。脱敏治疗的主要适应人群为：屋尘螨、粉尘螨、花粉、动物毛屑、真菌等吸入性过敏原所引起的过敏性鼻炎、过敏性哮喘、过敏原皮试阳性（至少＋＋）或特异性 IgE 阳性（至少 2 级）的患者。部分皮肤过敏性疾病、食物过敏患者可选择性试用。年龄一般为 5～60 岁。

标准化脱敏治疗的总疗程一般为 2～3 年，分起始治疗和维持治疗两个阶段，总费用 1.5 万～1.8 万元。第 1～15 周，每周（±3 天）注射 1 次；此后每 2 周注射 1 次；再延长为每 4 周注射 1 次。然后，根据患者情况，每 4～8 周注射 1 次。标准疗程为 52 次。预期疗效包括以下 3 方面。

（1）减轻甚至完全控制过敏症状（哮喘、鼻炎等）：开始治疗 4 个月左右，患者就能够感受到症状减轻；进入维持治疗阶段后，治疗效果能够持续保持；经过 2～3 年的脱敏治疗，即使停止后疗效也能够长远持续。

（2）预防过敏性鼻炎发展成哮喘及其他新增过敏症：由于鼻炎和哮喘属于"一个气道，一种疾病"，在鼻炎症状较轻的早期使用脱敏治疗能够减少症状发作、减轻气管损伤，从而减少发展成支气管哮喘的风险。此外，单纯尘螨过敏的患者，接受脱敏治疗后还能够预防新的过敏，如对花粉、猫狗毛屑过敏等。

（3）重塑免疫系统，停用或减少对症用药，减少长期医疗费用的支出等。

最后，值得一提的是，虽然从理论上说，避免接触过敏原和脱敏治疗能有效防治过敏性疾病，但在日常生活中，很多过敏原是无法完全避免的，脱敏治疗也并非人人都适合。因此，在医生的指导下进行抗过敏的药物治疗也同样重要。

（郭胤仕）

○ 摘编自《大众医学》2012 年第 4 期、2014 年第 10 期

七、认识药物过敏

　　药物过敏反应是指因服用或注射某些药物而引起的一种异常反应，医学上又称之为"变态反应"。这种反应可以累及全身各个内脏和器官，以致引起多种多样的临床表现，包括发热、皮疹（或称药疹）、肝炎、肾炎、心肌炎、造血功能障碍、神经精神异常、休克等，甚至致命。那么，究竟有哪些药物容易引起过敏反应？

　　一般抗原性强的药物比较容易引起过敏，而一种药物的抗原性究竟是强还是弱，则和该药本身的化学结构及特性密切相关。

　　一些大分子量的生物制品，包括各种血清制品（如破伤风、白喉抗毒血清）、疫苗（如麻疹、水痘、乙型脑炎疫苗）、血浆蛋白、胎盘组织液等均属于大分子量的蛋白质性药物。这类药物进入体内后，能单独刺激人体免疫系统产生抗体或致敏淋巴细胞，并与之发生特异性结合，进而诱发过敏反应。医学上将这类可以直接诱发过敏反应的药物称为全抗原性的药物。

　　还有一大类临床医生用得最多、最广的药物，即化学性或合成型药物，它们在体内不能单独刺激人体产生抗体或致敏淋巴细胞，必须首先解离成某些中间代谢物，再和体内某些蛋白质组合结合成一种"药物—蛋白质复合物"，成为完全抗原，才能诱发过敏反应。医学上将这类药物称为半抗原性药物，诸如各种抗生素、磺胺类药、解热镇痛药、镇静助眠药等。

　　根据统计，引起过敏反应的药物中，抗生素类占首位，其中又以青霉素（包括口服制剂阿莫西林等）、头孢菌素占多数，其他的包括解热镇痛、抗风湿、抗痛风药（如安乃近、对乙酰氨基酚、吡罗昔康、别嘌醇等），镇静、催眠、抗惊厥药（如氯丙嗪、苯巴比妥、地西泮、卡马西平、苯妥英钠等），磺胺类药（如复方新诺明、长效磺胺等），血清生物制品，呋喃唑酮，普鲁卡因，对氨基水杨酸钠，等等。中草药制剂引起过敏很少见，偶有发生，多与制剂不纯有关。

　　不过，即使是一些比较容易引起过敏的药物，也并非是用了以后一定会发生过敏反应，发生过敏的人毕竟是少数。据调查，个人有过敏性疾病史者，因用药而发生过敏的概率比无过敏性病史者要高4～10倍。亲代有过敏史者，药物过敏的发生率比亲代无过敏史者高1倍以上。因此，有过敏史的人在使用上述药物时要高度重视，切勿轻易用药。

（王侠生）

○ 摘编自《家庭用药》2002 年第 3 期

—— 专家简介 ——

王侠生

王侠生，复旦大学附属华山医院皮肤科终身教授、主任医师、博士生导师，长期从事皮肤科研究与临床工作。擅长接触性过敏，各种脱发、粉刺、癣病，其他过敏性、免疫性皮肤病的诊治。

八、"个性鲜明"的光敏性药疹

　　李先生是某公司职员，今年 30 岁。两年前因患类风湿关节炎，开始服用萘丁美酮，每晚 1～2 片(0.5～1 克)，后来症状缓解就停用了。李先生每天骑自行车上下班。3 天前，李先生因病情复发又开始服用该药，1 天后他的面部、颈部及手背突发瘙痒性皮疹，被诊断为萘丁美酮引起的"光敏性药疹"。李先生感到纳闷，为什么以前服用萘丁美酮都没事呢？

　　光敏性药疹是服用某些药物后，再经受日光(主要是紫外线)照射诱发的，在临床上主要表现为皮肤发疹，有时还伴有发热、头痛等症状。当光敏性药物进入人体后，经过复杂的代谢过程，可使这些代谢物获得新的致敏特性，最终导致皮肤光敏性药疹的发生。光敏性药疹有鲜明的"个性"，不难识别：首先，发疹前 1～2 周内服过具有光敏特性的药物；其次，发疹突然，除皮疹瘙痒、灼热感外，可伴有低热、头痛等全身不适症状；再次，用药期间常在室外活动，经受过不同程度的日光照射。

　　光敏性药疹还有一些特点：从用药开始到发疹之间常有一定间隔期，如为初次用药，常在连续用药 4～20 天，平均 8～9 天后开始发疹，如为再次用药(以往曾用过)，则常在 24 小时内发疹。皮疹主要发生在面颈、上胸 V 形区、手背等易受日光照射的部位，如衣着单薄也可累及肩背部等处。皮疹可呈多种多样的形态，但以大片水肿性红斑或密集高起的丘疹最多见，边界清楚，整个病程历时 2～4 周，皮疹可逐渐消退。光敏性药疹一旦发生，应马上停用可疑的致敏药物，如果未能及时停药，可使原本仅仅是轻微的药疹发展为重症药疹，甚至危及生命。

　　通常情况下，药物在体内均通过正常代谢途径，并未形成具有致敏作用的抗原物质,故不会发生过敏。当人体内部环境改变或由于药品本身的细微差异(如质量、添加剂等方面),一些原本"安全"的药品会变得"不安全"。因此,不能认为以往用过的药没有发生过敏反应,现在用也一定"平安无事"。年龄大小、性别与发病的关系不大。发生光敏性药疹的必备条件除了服用具有光敏特性的药物,同时日晒外,用药者本身还必须存在过敏易感体质。这解释了为什么用药的人那么多,而发生药疹的人却是极少数。光敏性药物也不是只在夏季发生。光敏性药疹的发病除了需用过敏性药物外,还必须经受日光中紫外线(主要是长波及中波紫外线)的辐射,光照越强,发病的概率越大。因此,光敏性药疹一般在春夏季较易发生,但秋冬季节只要具备上述基本条件,也可发病。

● 部分具有光敏特性的药物

种类	药物
磺胺类	磺胺吡啶、磺胺醋酰等
抗生素类	四环素、多西环素、萘啶酸等及喹诺酮类、灰黄霉素等
抗糖尿病药	氨磺丁脲、甲磺丁脲、氯磺丙舒等
抗惊厥及抗精神失常药	苯妥英钠、三甲双酮、氯丙嗪、硫利达嗪等
利尿药	氢氯噻嗪、氯噻嗪等
心血管药	胺碘酮、硝苯地平、卡托普利等
非甾体抗炎药	萘丁美酮、酮洛芬、吡罗昔康等
麻醉药	普鲁卡因等
维 A 酸类药	异维 A 酸、阿维 A 酯等
抗组胺类药	异丙嗪、苯海拉明、西咪替丁等
补骨脂素类	甲氧沙林等
性激素类	己烯雌酚、炔雌醇等
其他	水杨酸盐、甲氨喋呤、长春新碱、对氨基苯甲酸及其衍生物、奎宁等

(王侠生)

○ 摘编自《大众医学》2011 年第 6 期

九、认识药疹

药疹也称"药物性皮炎"，是药物通过各种途径(如吸入、口服、静脉或皮下注射、肛栓、透皮吸收等)进入人体引起的不良反应，药疹在人群中的发生率不低。根据皮疹的不同表现和累及内脏的程度，可将药疹分为普通型药疹和重症药疹。普通型药疹包括固定性红斑型药疹、荨麻疹型药疹和发疹型药疹。重症药疹除了肉眼明显可见的皮肤、黏膜受累及外，一般都伴有肝、肾、心脏及造血系统的损害，死亡率较高。

引起药疹的常见药物包括中药及中成药、头孢菌素和青霉素类抗生素、破伤风抗毒素、解热镇痛药、别嘌醇、抗癫痫药(如卡马西平)、醋甲唑胺、柳氮磺胺吡啶等。值得关注的是，中成药诱发了部分药疹的发生。中老年人往往因多器官的疾病而需服用多种药物，此类患者出现皮疹时，应将服用的药物根据服用时间的长短进行分析，以便于判断和停用导致过敏的最可疑药物。还有极少部分患者，在使用既往不过敏的药物时，由于药物赋形剂的不同，出现了过敏现象。

药物过敏通常有一定的潜伏期，尤其是第一次使用某种药物时，过敏反应一般在第7～12天出现，再次服用时，潜伏期会相对缩短。抗生素发生药疹的潜伏期通常短于其他药物(可短至1～2天)，抗痛风药别嘌醇的潜伏期可长达1～2个月。目前，预测药物过敏的手段尚欠缺，可疑药物再次使用后重复发生药疹是临床诊断的"金标准"，但因风险大不宜采用。发生药疹后，最重要的是立即停用可疑药物，大量饮水加速药物排泄，服用抗过敏药物，同时注意破损黏膜和皮肤的护理。过敏较严重的患者应及时就医，必要时需使用激素类药物，或静脉注射丙种球蛋白，加强支持疗法，维持体温，预防感染和镇痛，最大限度减轻内脏损伤。

在日常生活中，患者应该谨慎用药，仔细记录药物开始使用的时间，就诊时明确告诉医师既往的药物过敏史。发生药疹时，应立即停药并就医。

(骆肖群)

○ 摘编自《大众医学》2017 年第 3 期

— 专家简介 —

骆肖群

骆肖群，复旦大学附属华山医院皮肤科主任医师、教授、博士生导师。现任中日医学科技交流协会氢分子生物医学专业委员会主任委员、上海市医学会变态反应专科分会副主任委员等。

擅长过敏性皮肤病，如特应性皮炎、药疹、荨麻疹以及自身免疫性皮肤病如红斑狼疮、血管炎和自身免疫性大疱病等的诊治。

十、似是而非的过敏性鼻炎

诱因：不仅仅是吸入

过敏性鼻炎患者在接触过敏原后，会触发机体产生过敏反应。根据接触的方式不同，过敏原不仅仅是吸入性的，还包括食入性的和接触性的。吸入性的包括螨虫、屋尘、花粉、动物毛屑等，食入性的包括虾蟹类、肉类、奶及奶制品、鱼类、谷物、水果（菠萝、苹果、香蕉等），接触性的有乳胶类制品、某些植物等。当然，并非所有人接触过敏原都发生过敏性鼻炎，只有少数易感个体（具有过敏体质的个体）接触上述过敏原后，才可能诱发产生过敏症状。

过敏体质与遗传有一定关系，但过敏的发生也受非遗传因素影响。一项对7000 对孪生儿的调查显示，只有 21％的孪生儿同时罹患过敏性鼻炎，提示即使是遗传物质相同的双胞胎，日后由于生活环境与生活方式的不同，并不一定罹患同样的疾病。由此可见，外在因素如环境、生活方式等对疾病的发生发展也起到重要作用。有研究提示，生命早期接触大量过敏原，易患过敏性鼻炎等过敏性疾病。

危害：不仅仅在鼻部

根据发病持续时间的长短，过敏性鼻炎可分为间歇性和持续性两大类，间歇性过敏性鼻炎发作为间歇性，间歇期间可无任何症状，如花粉症，主要在春秋季节发病，发作与接触花粉相关，在非花粉播粉期，一般不会发病。持续性过敏性鼻炎则不论季节，常年均可发病，过敏原范围很广，并非局限于花粉。

过敏性鼻炎是一种常见病，发病率因国家和地区不同而有所差别。欧美发达国家发病率较高，为 10％～20％，有的国家甚至可为 30％以上。发展中国家发病率相对较低，约 5％甚至更低。我国的发病率为 5％～10％。农村地区发病率较低，城市发病率较高。总体而言，过敏性鼻炎的全球发病率有逐年升高的趋势。有些人认为，过敏性鼻炎不算什么，不就是打打喷嚏，流流鼻涕，扛一扛就过去了。殊不知，尽管过敏性鼻炎不会对生命造成威胁，但恼人的不适不仅会影响工作与学习效率，对正常的生活也造成了影响，还有可能进展为鼻窦炎、咽炎、喉炎、气管炎、支气管炎，甚至诱发哮喘发作等。

防治：不仅仅抗过敏

过敏性鼻炎诊断容易，根治困难，因为生活中很难做到完全避免接触过敏原。而目前的医疗技术尚无法改变易感体质。因此，应对过敏性鼻炎主要有以下三个策略。

(1) 避免接触过敏原：食入性过敏原比较容易避免，对于诱发产生过敏症状的食物，只要不再食用，就不会引起发病。吸入性过敏原通常难以做到完全避免接触。可使用杀螨剂，经常更换床单、被套，常用吸尘器吸尘，开窗通风等方法，尽量将生活环境中的过敏原降至最低。避免接触宠物、播粉期尽量减少外出、戴口罩等措施也有助于降低疾病发作次数和程度。

(2) 药物治疗：主要用于控制症状，常用药物有抗组胺药、鼻用类固醇激素、色酮类、鼻用抗胆碱制剂、减充血剂以及中草药等。口服药主要为抗组胺药，为方便服用，每晚服 1 片。常见的鼻喷剂（鼻滴剂）主要有四类。一是类固醇激素类，该类药物具有广泛的抗炎作用，适用于过敏性鼻炎和非过敏性鼻炎的治疗，是安全有效的治疗过敏性鼻炎一线用药。二是抗组胺制剂，主要用于减轻过敏性鼻炎鼻痒、喷嚏、流涕等症状。三是血管收缩剂，主要用来缓解鼻塞症状，短期反复使用将使血管的反应性降低，降低疗效，长期使用还将引起药物性鼻炎，一般不宜连续使用 7 天以上。四是抗胆碱能受体制剂，主要用于减轻流涕症状。

(3) 免疫治疗（脱敏治疗）：即定期给患者注射或舌下含服过敏原制剂，由稀至浓，逐渐增加浓度，使患者对过敏原产生一定耐受性，当再接触过敏原后，不易产生症状，或症状明显减轻，从而达到控制疾病的目的。脱敏治疗结合药物治疗，既可以加强治疗效果，又可以明显减少使用的药物剂量，降低不良反应发生率。

（郑春泉）

○ 摘编自《大众医学》2014 年第 4 期

── 专家简介 ──

郑春泉

郑春泉，复旦大学附属眼耳鼻喉科医院耳鼻喉科教授、主任医师、博士生导师，复旦大学上海医学院耳鼻喉科学系副主任，上海市医学会变态反应专科分会副主任委员，中国中西医结合学会变态反应专业委员会副主任委员。

擅长鼻炎、鼻窦炎、鼻息肉、鼻腔鼻窦良恶性肿瘤、鼻颅底疾病及鼻眼相关疾病的诊治。

十一、雾霾天过度洗鼻不值得提倡

　　雾霾天气，过敏性鼻炎患者明显增加。这是因为雾霾的组成成分非常复杂，包括数百种大气颗粒物。其中，危害人体健康的主要是直径小于 10 微米的气溶胶粒子，它能直接进入并黏附在人体上下呼吸道和肺叶中，引起鼻炎、支气管炎，甚至肺癌等疾病。雾霾致过敏性鼻炎高发的主要原因有以下两条。

　　（1）空气污染可能增加过敏性鼻炎的发病危险性。鼻腔是一个开放的"门户"，当我们呼吸时，会不可避免地将空气中的有害颗粒吸入体内。近年来，随着城市化和工业化进程的加快，空气中悬浮颗粒增加，雾霾天气增多，空气中的有害物质和过敏原随之增多，这些物质被过敏体质者吸入体内，而引发过敏反应，使过敏性鼻炎发作。

　　（2）环境污染导致原本不是过敏体质的人群，如老人和小孩，成了过敏体质，原来低过敏体质的人变成了高过敏体质，导致过敏性鼻炎等呼吸道过敏频发或原有过敏性鼻炎加重，甚至诱发哮喘。

　　很多人不堪过敏性鼻炎困扰，试图通过频繁清洗鼻部，摆脱烦恼。事实上，不提倡过度频繁洗鼻。

　　人的鼻腔有黏膜纤毛自净系统，它保护着上呼吸道，并避免其受感染。正常情况下，鼻黏膜上覆盖着一层薄薄的黏液，生长着显微镜下可见的纤毛。这层"黏液毯"能俘获吸入的微生物、尘埃、花粉和其他过敏原，然后由鼻纤毛不断摆动将其送至鼻咽部，由口中吐出或排出体外。通常情况下，鼻腔自清洁功能一直在正常、自然运转，无需人为干预，但在空气污染严重的情况下，人们在呼吸时吸入大量灰尘、尘螨、花粉、化学物质（如二氧化硫）、真菌等，这些有害物质不断破坏鼻腔内柔嫩的鼻黏膜和鼻纤毛组织，从而使得黏液比较黏稠，鼻腔自净能力严重下降。此时，可以辅助进行鼻腔清洗。也就是说，在空气污染严重时洗鼻是有一定作用的，但鼻腔不宜清洗过多，每天早晚各一次足够了，否则会影响鼻腔内平衡。

　　作为呼吸道的第一关，鼻腔"患病"了，部分分泌物会随着咽部、气管一路向下，最后导致下呼吸道疾病，如气管炎、支气管炎等。对过敏体质的孩子来说，过敏性鼻炎发病可能连带诱发过敏性哮喘，影响健康。在雾霾天，阻断鼻腔接触有害物质是第一步。尽量减少外出机会，居家少开窗，空气重度污染时最好不开窗。若出门，最好戴上口罩，保护好鼻腔，减少空气中有害物质的吸入。需要提醒的是，许多市民购买了空气净化器、加湿器等，以此改善居家环境，但净化器、加湿器如未能定期科学维护，反而容易滋生真菌，形成二次污染。

（余洪猛）

○ 摘编自《解放日报》2014 年 1 月 6 日

—— 专家简介 ——

余洪猛

余洪猛，复旦大学附属眼耳鼻喉科医院耳鼻喉科主任医师、耳鼻喉科研究院副院长，中国中西医结合学会耳鼻咽喉科专业委员会委员，上海市中西医结合学会耳鼻咽喉科专业委员会副主任委员。

擅长鼻窦、鼻前颅底及鼻眼相关外科疾病的鼻内镜手术治疗。

十二、切莫将过敏性鼻炎当感冒

　　过敏性鼻炎的主要表现是鼻痒、鼻塞、流涕、打喷嚏等，而支气管哮喘的表现主要是反复咳嗽与喘息发作，并且常常在夜间加重，甚至发生呼吸困难，胸闷难忍。由于症状与感冒极为相似，约 70％的过敏性鼻炎患者易将其与感冒混淆，不少患者就诊时向医生的主诉多是得了"感冒"，认为是小毛病，平时仅自服"感冒药"。

　　事实上，普通感冒与过敏性鼻炎病因不同，治疗方案并不一样。过敏性鼻炎是特异性体质者因过敏原产生的免疫反应，需要检查过敏原等才能确诊，过敏性鼻炎治疗的关键是要找准病因，避免接触过敏原，进行脱敏治疗等综合治疗。

　　在过敏性鼻炎治疗过程中，如果患有哮喘，两者必须同时治疗。过敏性鼻炎患者用过抗过敏药物后，哮喘发病率可降低 30％，症状减轻 40％。治疗上采用鼻喷激素加抗组胺药或者采用口服抗白三烯类药加抗组胺药，一般过敏性鼻炎的症状可以得到很好的控制，也能有效地预防支气管哮喘的发作。

（郑春泉）

○ 摘编自《上海大众卫生报》2011 年 4 月 22 日

十三、标准化的脱敏治疗

　　受环境、经济因素的影响，过敏性鼻炎的患病人群逐年增加，由于极易复发，不少患者对其只能采取"对症治疗"的态度。事实上，只要在专业医生的指导下找准疾病的根源，进行标准化的脱敏治疗，过敏性鼻炎也是可以对因治疗的。

　　脱敏治疗是世界卫生组织推荐的唯一能针对过敏性鼻炎病因的有效治疗方式，它是通过过敏原检测找到引起过敏性鼻炎的明确病因后，针对此病原而实施的一种免疫治疗的方法。通俗地讲，就是把引起过敏性鼻炎的过敏原配成药物，通过舌下含服或者注射的方式进入过敏性鼻炎患者体内，使患者使用后能够逐渐适应过敏原，直至产生抗体。当患者再次接触该物质时，不会诱发人体的变态反应，过敏引起的鼻炎症状随之消失，从而达到治愈过敏性鼻炎的目的。脱敏治疗可分为两个阶段进行，但对医疗机构的人员和设施有一定要求，患者需到正规医院，在专业医生的指导下进行标准化的治疗。

　　标准化的脱敏治疗是按照统一的标准诊断过敏性鼻炎并进行脱敏治疗，包括以下两个方面：①诊断过程中的标准化：通过血清中的特异性免疫球蛋白或针对皮肤的点刺实验等方法来检测，并明确过敏原。②治疗过程的标准化：患者需在专业医生指导下循序渐进地完成脱敏治疗。值得注意的是，脱敏治疗中所用的检测试剂和脱敏制剂，必须是经过标准化的流程生产，并得到国际医疗界认可的。

（李厚勇）

○ 摘编自《新闻晨报》2011 年 4 月 20 日

—— 专家简介 ——

李厚勇

　　李厚勇，复旦大学附属眼耳鼻喉科医院鼻科副主任，医学博士、主任医师。上海市医学会耳鼻咽喉头颈外科专科分会鼻科学组副组长，上海市医学会变态反应专科分会委员。

　　擅长鼻窦炎、鼻息肉及不同类型鼻炎，尤其是过敏性鼻炎的治疗；擅长鼻内镜手术，包括鼻腔鼻窦炎性疾病、肿瘤以及鼻眼相关疾病、脑脊液鼻漏的手术治疗。

十四、防治儿童过敏性鼻炎，家长不必"谈激素色变"

我们知道，目前治疗过敏性鼻炎的常用药物包括口服抗组胺药物、鼻用糖皮质激素和抗白三烯药物等。很多家长对激素比较敏感，孩子患过敏性鼻炎时，听说要在鼻腔喷用激素，"谈激素色变"，甚至即使将药物拿回家，也还是拒绝给孩子使用，或是孩子症状稍有好转就中断用药，这样病情不但不能得到良好的控制，反而反复发作，迁延不愈。

在过敏性鼻炎的诊疗指南中，指出了鼻喷激素是治疗过敏性鼻炎的一线用药，而新近问世的此类药物安全性更好。

家长应多与专科医师沟通，了解使用的推荐剂量、疗程等相关问题。在控制症状的前提下，尽量减低剂量并缩短疗程，使用时选择在早晨 8 时至 9 时使用对全身影响最小。

（顾瑜蓉）

○ 摘编自《为了孩子》2011 年第 6 期

—— 专家简介 ——

顾瑜蓉

顾瑜蓉，复旦大学附属眼耳鼻喉科医院耳鼻喉科副主任医师、博士，上海市医学会耳鼻咽喉头颈外科专科分会、变态反应专科分会青年委员。

擅长鼻息肉、鼻窦炎、中隔偏曲、腺样体肥大、鼻腔鼻窦肿瘤、鼻眼相关疾病及鼻颅底肿瘤的鼻内镜手术治疗和过敏性鼻炎的脱敏治疗等。

十五、别让虚假广告耽误了治疗

目前,过敏性鼻炎还没有根治的办法,但通过多种方法可使症状得到控制。然而,社会上有些机构打着"告别鼻炎""根治过敏"的虚假广告花样繁多,误导了不少过敏性鼻炎患者,不仅耽误了最佳治疗的时机,延误了病情,还额外增加他们的经济负担。过敏性鼻炎患者应该积极到正规医院进行治疗,早诊断、早治疗、早预防,在疾病的早期进行干预,防止过敏性鼻炎发展为慢性疾病。

目前治疗过敏性鼻炎的主要药物为第二代抗组胺药和鼻用糖皮质激素。按照发病时间的长短,过敏性鼻炎可以分为间歇性、持续性过敏性鼻炎,按照症状的严重程度,可以分为轻度、中重度过敏性鼻炎,不同类型采取的治疗策略并不相同。

持续性过敏性鼻炎患者最好长期维持用药,如果是持续性中重度过敏性鼻炎,最好的治疗方案是连续应用第二代抗组胺药不少于 2 周,鼻用糖皮质激素疗程不少于 4 周,然后根据症状改善的程度调整剂量,最终可采取隔日或减量给药的方式,以达到用最小剂量、最小副作用获得症状最佳控制的效果。

如果在医生的指导下用药,即便是鼻喷糖皮质激素,一般也不会有严重的药物不良反应,不必有过多担忧。特别需要提醒的是,应避免长期使用鼻用血管收缩剂。

(郭丽敏)

○ 摘编自《家庭用药》2012 年第 7 期

—— 专家简介 ——

郭丽敏

郭丽敏,复旦大学附属眼耳鼻喉科医院耳鼻喉科副主任医师。擅长对耳鼻咽喉常见病及疑难病进行综合诊断及治疗,尤其是鼻息肉、鼻窦炎、鼻中隔偏曲、鼻内翻性乳头状瘤等鼻内镜手术治疗及过敏性鼻炎的脱敏治疗等。

十六、细说家中窝藏的哮喘"帮凶"

　　由于人们生活方式的改变,家中过敏原的增多"助长"了哮喘的发生。经专家研究,主要有以下 5 种:尘螨、蟑螂、宠物、真菌和花粉。

　　尘螨:与哮喘有关的尘螨主要有 3 种,屋尘螨、粉尘螨和宇尘螨,形态和致敏性基本相似。引起人过敏的是螨的尸体、肢体碎屑、蜕皮和粪小球,其分解产物附着在灰尘表面,随着患者的呼吸进入气管,产生变态反应,导致哮喘发作。尘螨生长发育最佳温度 18～30℃,相对湿度 70％～80％,在海拔 1500 米以上地区几乎不存在。一些患者的居住地从平原搬迁到高原后,哮喘症状明显缓解。在平原地区,初秋是尘螨生长繁殖最快的季节,这也是哮喘患者疾病缠身、频频上医院的原因。预防尘螨过敏最重要的手段是阻止尘螨的生长繁殖,我们曾将同样数量的粉尘螨分别放在特制的化学纤维和棉纤维上,24 小时后化学纤维上的尘螨几乎全部死亡,而在棉纤维上的大多还保持着旺盛的生命力。因此,我们建议床垫、枕芯宜用化学纤维材质而少用棉纤维材质。房间应定期清扫,经常使用湿布擦拭尘埃或用带有过滤网的强力吸尘器吸除灰尘。

　　蟑螂:学名为蜚蠊,全世界已知室内蜚蠊约 16 种,常见有美洲大蠊、德国小蠊、东方大蠊、热带蠊、黑胸大蠊等,我国长江流域以黑胸大蠊为主。主要栖身于厨房、食品贮藏室、垃圾箱、壁橱、墙裂隙、地毯下等处。蟑螂的唾液、躯体、卵鞘、粪便等分解成小颗粒飘浮在空气中被人体吸入,引发哮喘。蟑螂粪便的致敏性较强。经调查,20％～30％的哮喘患者对蟑螂过敏。研究发现,家庭中蟑螂数在 6 月份最高,屋尘中蟑螂过敏原的含量在 8 月份最高。预防蟑螂过敏的措施无疑是杀灭家中的蟑螂,并彻底清除其尸体及排泄物,封闭蟑螂可能进出的通道或缝隙。食物要放入封闭的容器内,借此断绝蟑螂的食物来源。家中尽可能不放置纸箱、旧报纸或空瓶等杂物。

　　宠物:饲养狗、猫等宠物是哮喘较常见的诱因。30％～40％的美国家庭养有宠物,18％以上的哮喘患者对狗或猫过敏。我们经常遇到一些人自从饲养猫或狗后就发生哮喘,过敏原皮肤试验结果表明他们对宠物过敏。猫的过敏原大小约 3 微米,主要为唾液腺和皮肤皮脂腺的分泌物,也可以是雄猫的尿,可在空气中长时间存留。狗的过敏原可来自毛发、皮屑、唾液和肛周腺的分泌物。一旦发现哮喘是由宠物身上的过敏原引起，就应避免饲养。送走宠物后，应尽快用吸尘器吸净毛毯，彻底清洗家具、地板、墙壁，以减少空气中飘浮的过敏原。一般 4～6 个月后患者的哮喘症状就会逐渐得到改善。如果去探访有饲养宠物的朋友，回家时宜将外衣放在门外，并尽快清洗处理，以免将过敏原带进家门。

真菌：已经证明真菌能诱发哮喘。真菌的繁殖需有较高的温度和湿度。室内真菌主要是曲霉菌和青霉菌属。常常隐居于老式居室，特别是阴暗、潮湿、通风不良的地下室，其次是盥洗间、厨房、家中空调机、加湿器等处。真菌的过敏原来自其菌丝和孢子，孢子更为重要。引起过敏的真菌孢子体直径一般在 10 微米以下，随气流被吸入下呼吸道而致病。

预防真菌过敏应尽量保持居室或作业场所干燥、洁净、向阳及通风良好。必要时可采用室内空气过滤器，以去除空气中 99% 以上直径大于 2 微米的微粒，包括真菌孢子。卧室或起居室内的陈设尽量简单、洁净，凡是年久未用的被褥、枕头、毯子、地毯等未经彻底清洗不要使用。卫生间及厨房墙壁、地面最好用瓷砖铺砌。枕芯最好用人造纤维材质，不宜用蒲绒、木棉、鸭绒等作为填充物，因为此类材料很容易成为真菌的滋生处，诱发哮喘发作。

花粉：花粉是大家熟悉的过敏原，包括树、牧草和杂草等植物的花粉，其颗粒的直径为 12～60 微米。花粉无香味、数量大、重量轻，传播面积广，可飘入千家万户。春天的风媒花粉多来源于树木，如松、柏、杨、柳、梧桐、桦树等。这些树木花粉在空气中飘散时间较短，引起的症状也较轻。晚春和初夏的风媒花粉多来源于牧草，夏末和秋初的风媒花粉多来源于杂草类。我国以蒿草最常见，其次是葎草、藜草，杂草类中以豚草花粉的致敏性最强。这些花粉飘散时间长，引起的症状也较重、持续时间较长（一个月以上）。

花粉主要的致敏原为蛋白质。花粉过敏的重要特征之一是有鲜明的地区性。我们遇到一些患者诉说其在北方发病严重，而迁居南方后病情明显减轻。预防花粉过敏主要应避免与花粉接触，可在发病季节前暂时移居至致敏花粉较少的地区，或在室内安装过滤空调装置或空气过滤器，使生活环境内空气中花粉含量降至最低限度。

（许以平）

○ 摘编自《大众医学》2002 年第 5 期　　　　　　　　　　　　（整理：郭胤仕）

十七、哮喘防治新理念

哮喘(支气管哮喘)流行广泛,危害性大,近年来发病率更有增高的趋势。对哮喘的治疗,以往多着眼于在急性发作时采用各种解痉平喘药,以解除支气管痉挛、缓解临床症状;在选用药物方面亦缺乏一定的规范和程序。这样的治疗方法,固然可能取效于一时,但无助于病情的长期控制。近年来,通过大量的基础研究和临床实践,对哮喘的本质和机制有了更多的了解和认识,逐渐形成了一些新的哮喘防治理念。

现已明确哮喘是呼吸道慢性过敏性炎症,因此应该结合使用对抗过敏性炎症的药物。目前认为,轻中度以上的哮喘和夜间哮喘均应该使用糖皮质激素吸入来进行预防性治疗。此类药物均有很强的局部抗炎作用,联合制剂中的长效 β_2 受体激动剂又能够长效地改善哮喘症状,在哮喘的防治中能起重要作用。但由于人们对其缺乏足够的认识,常影响其正确使用。主要有以下三个方面的顾虑。

(1) 激素副作用严重:长期大量口服或者注射糖皮质激素如泼尼松等,确实会引起许多全身不良反应。目前用作吸入治疗的糖皮质激素属新一代糖皮质激素,有很强的局部抗炎作用,所用剂量较少,即使有少量进入全身,亦很快被代谢分解,应用常规剂量不会引起全身不良反应。经过长期的跟踪观察,如果孩子的哮喘未得到有效治疗,哮喘频发,则其生长发育必受影响,而经过正确有效的治疗,包括适量、长期使用吸入糖皮质激素,非但不影响生长发育,且因哮喘得到控制,反而得以健康成长。

(2) 吸入糖皮质激素不如吸入支气管舒张剂有效:这是对药物的性能不够了解。当哮喘急性发作时,吸入支气管舒张剂确实能迅速缓解症状。糖皮质激素吸入后起效较缓慢,在哮喘中度以上发作时,可采取先吸入支气管舒张剂,继而吸入糖皮质激素的综合治疗方法,可以起到见效迅速、疗效持久的作用。作为预防性治疗,则可单独使用糖皮质激素吸入治疗。

(3) 糖皮质激素吸入应该保留到其他药物无效时才使用:哮喘是慢性病,长期反复发作,儿童哮喘如果得不到有效控制,将会持续终身。哮喘反复发作最终会影响肺功能,此时任何药物均无疗效,因为已发展成肺气肿和肺源性心脏病。

临床上观察到，及早正确使用糖皮质激素吸入治疗可以使许多哮喘患儿得到较好治疗，亦使许多慢性哮喘得以有效控制症状和防止病情发展。简而言之，及早正确联合使用糖皮质激素吸入治疗可以充分发挥其有效治疗作用，如果等到病情已属晚期时再考虑使用，则收效甚微，痛失有效治疗的时机。

（邓伟吾）

○ 摘编自《大众医学》1994 年第 12 期　　　　　　　　　　（整理：汤　葳）

十八、儿童哮喘：正规治疗可痊愈

我国城市儿童哮喘流行病学调查结果显示，与以往资料相比，我国儿童哮喘的患病率在20年间增加了近2倍，部分城市儿童哮喘患病率超过5％，接近发达国家的水平。从年龄上看，儿童哮喘主要发生在学龄前儿童，尤以3～6岁多见。不过，儿童哮喘的疾病过程不同于成人，在幼年起病的儿童哮喘患者经治疗后，多数可以长期缓解，乃至临床痊愈。

儿童哮喘发作期的典型症状如下。①喘息：学龄儿童常诉"透不过气来"，呼吸困难，婴幼儿则表现为烦躁不安、喘气费力。②咳嗽：一般以干咳为主，可伴有稀薄白色黏痰。③胸闷：患儿自述胸部有紧缩感。严重发作时，患儿可出现呕吐、冷汗淋漓、面色苍白、唇周青紫、面容惊恐等症状。

儿童哮喘患者若能及早得到正确诊断及规范治疗，随着年龄增长，喘息症状可以得到良好控制，仅少数患儿发展为持续哮喘。儿童哮喘的治疗要遵循长期、持续、规范、个体化的原则。在哮喘发作期，需快速缓解症状、平喘、抗炎。而在缓解期，应长期抗炎、控制症状、降低气道高反应性、避免触发因素，并进行自我保健。父母一旦发现患儿出现哮喘发病前的先兆症状，应及时就诊，使用速效支气管舒张剂，迅速缓解喘息症状。若患儿反复出现喘息症状，应前往儿童哮喘专科门诊就诊，以便明确疾病的严重度和喘息的性质，与医生一起制订一个适合自己孩子的长期治疗方案，掌握用药方法、用药时间和最合适的剂量。

儿童哮喘的常用治疗药物主要有两大类：一类是急性缓解药物，即支气管舒张剂，主要用于急性发作时舒张支气管，可快速缓解症状。另一类是控制药物，具有抗感染作用，需持续使用，以便长期控制症状，预防发作。由于呼吸道是人体与外界相通的一个开放系统，有利于局部药物治疗，故哮喘治疗的最佳给药途径是吸入给药。吸入治疗时，较高浓度的药物迅速到达病变部位，起效迅速，可减少或避免全身给药可能导致的不良反应。当然，吸入治疗需要掌握一定的吸药技术。目前临床上有多种吸入药物的剂型，包括压力定量气雾剂、干粉吸入剂和射流雾化器，家长及患儿应在医生指导下选择合适的吸入装置，正确掌握吸入技术，确保药效。

哮喘的本质是气管的慢性非特异性炎性疾病，而非细菌、病毒等病原体导致的感染性疾病。除非有明确的感染征象，儿童哮喘的治疗一般无需使用抗生素。临床上，一发哮喘即给予静脉补液，并加用抗生素治疗的方法是不可取的，有时甚至会加重病情、延误治疗。

儿童哮喘的发作大多有较明显的触发因素，家长在日常生活中要仔细识别并加以避免。年幼的哮喘患儿宜进行过敏原检测，这么做既有助于医生了解孩子的过敏状态，有利于环境控制方案的制订，也有助于预测疾病的远期转归。由于幼龄儿童的哮喘发作大多与呼吸道感染有关，故预防呼吸道感染的措施可能减少儿童哮喘发作的频次。哮喘患儿可酌情加用免疫调节剂，并需完成全程免疫接种。

（洪建国）

○ 摘编自《大众医学》2014 年第 1 期

十九、特应性皮炎需长期管理

特应性皮炎(简称 AD)又称"特应性湿疹""遗传过敏性湿疹",特应性皮炎患儿一般自出生起就有不同程度的"奶癣",成长过程中还常出现过敏性鼻炎和哮喘,往往搅得一家老小吃睡不宁,到处求医问药寻求"根治"。

特应性皮炎的发病因素有以下四点。①遗传过敏性:即直系亲属中往往有过敏史,这就使得疾病本身的彻底治愈受到科学发展的限制。②表皮屏障功能缺陷:与患儿的遗传因素以及后天的保养密切相关——部分因素可防可控。③环境因素:呼吸污染的空气、有机化学物的接触、食物添加剂等,都是疾病诱发和加重的因素,往往不受人为因素控制。④免疫功能的异常:患儿或多或少存在着对外界环境反应过度的"免疫过激或亢进"状态。该病发病有相对比较典型的阶段性,即0～2岁、2～12岁、12岁以上。每个阶段的皮肤表现各不相同,每个时间节点都有部分患儿症状改善或消失,但也有相当一部分患儿疾病持续终身。

正由于发病因素和病程的特点,在疾病的诊治中,家长正确的态度是和孩子一起学习与疾病共处、合理地将疾病控制。

(1) 引发过敏的原因非常复杂,也因人而异。常见的过敏原有食入性的、吸入性的和接触性的。婴儿期的食物过敏原以牛奶、鸡蛋、小麦、大豆、坚果、花生较常见,通常于接触2小时内发生荨麻疹、胃肠道或呼吸道症状,接触2～48小时后呈现湿疹的发作。吸入性过敏原包括尘螨、真菌、花粉、动物皮毛屑、空气污染物、汽车尾气、烟草烟雾、有机挥发物等。接触性过敏原包括羊毛化纤类衣物、漂白剂、有机溶剂、含镍饰品等。

目前很多医院都会提供过敏原测试,但结果的可靠性值得商榷;医生对过敏原的解释也不尽相同,一定程度上造成家长草木皆兵,孩子被过度保护。一些国际著名的试剂公司提供的血吸入性过敏原检测,通常能比较可靠地反应孩子应当避免的吸入物;而食入性过敏原,检测呈阴性的一般可以放心食用,而阳性结果的准确率只有40%左右;家长可以在孩子非发病期做小剂量试食加以确定(通常此方法不建议用于强阳性的患儿)。目前尚不能进行食物添加剂过敏原的检测。家长在日常生活中应多加留意和总结,这样对判断过敏原通常更有意义。

（2）除了分析和回避可能诱发加重病情的过敏原以外，患儿皮肤屏障功能的修复对病情的改善尤为重要。特应性皮炎患儿并非不能洗澡，有时汗液等留存在身体表面反而会加重病情，但沐浴水温和时间应予以控制：在27～30℃时，轻中度患儿控制时间为5分钟，重度患儿控制时间为2分钟。沐浴过程中尽量使用非皂类洗浴用品，以避免屏障的进一步破坏。应至少每天两次使用润肤剂（通常建议使用药房中出售的针对敏感性皮肤的保湿剂），且沐浴后皮肤半干状态下即刻使用，效果更为理想。

国外建议儿童润肤剂用量150～200克/周，成人500克/周；润肤剂成分中含有甘油，效果优于含有尿素；<2岁的患儿不建议使用含丙二醇的润肤剂；含花生及燕麦的润肤剂有时会加重病情，应注意避免。病情重的患儿有时单用润肤剂会增加细菌和病毒感染的机会，必要时可少量使用次氯酸钠抑菌和盐浴去角质。贴身应尽量穿着棉质、柔软的衣服，最好不穿经多次洗涤后发硬的衣物。患儿如穿着过多的衣物，造成体表温度上升加重瘙痒。应想方设法鼓励孩子养成拍打而非搔抓以止痒的习惯，对改善病情尤为重要。瘙痒—搔抓—皮疹加重是恶性循环。

（3）抗过敏药物能防治孩子的过敏症状，一定程度上改善生活质量。抗组胺药分为一代和二代的，一代的如氯苯那敏、赛庚啶、酮替芬等，比较容易引起嗜睡，适用于夜间瘙痒和搔抓重的孩子。有研究认为一代抗组胺药会影响孩子的认知功能，但对于使用时间已经近50年的药物来说，其相对还是安全的。二代抗组胺药如氯雷他定、西替利嗪、依巴斯汀等，通常疗效能维持24小时，症状严重时也可剂量翻倍使用。长期使用抗组胺药的患者需要注意不同药物对肝肾和心脏的毒性。症状非常严重的患者临床可能需要口服或注射激素或免疫抑制剂，在补充钙剂的同时，短期系统使用激素，对于处于成骨期的青少年来说，并不会有某些家长想象中的很大副作用。

外用药包括糖皮质激素类和目前非激素类的钙调磷酸酶抑制剂，如他克莫司和吡美莫司。用量通常以指尖单位（FTU）为原则：即0.5克药物涂2%体表面积（相当于两个手掌大小）。轻中度特应性皮炎患者激素使用不超过3～6周，面部及皱褶部位应尽可能少用激素软膏。研究认为，局部使用糖皮质激素缓解后每周两次或以上使用润肤剂或钙调磷酸酶抑制剂（皮疹介于炎症和复发之间的亚临床炎症时）作为长期维持疗法，可以预防临床复发。钙调磷酸酶抑制剂初次使用常有短暂的发烫和烧灼感，一般不会引起皮肤萎缩。

总而言之，由于特应性皮炎的发病受遗传和环境等多种因素的作用，因此家长和患儿需学会与疾病共处。在医生护士、营养师、心理咨询师等的配合下，通过调整生活习惯、饮食和药物，达到控制疾病发作的频率和严重程度、提高生活质量的目的。

（骆肖群）

○ 摘编自《大众医学》2016 年第 6 期

CHAPTER TWO

2

问名医

基｜础｜篇

1. 人类何时开始认识"过敏"

人类对于过敏反应的记录古已有之，早在 2000 余年前我国的《素问·脉解篇》中就有"阴气在下，阳气在上，诸阳气浮，无所依从，故呕咳上气，喘也"的描述，这是世界上最早的试图探索哮喘发生机制的一个尝试。古希腊医学家希波克拉底(Hippocrates)已经使用"气喘"(asthma)来描述呼吸困难和急促，但对病因却一无所知。古罗马诗人、唯物主义哲学家卢克莱修(Lucretius)曾说过既有哲理，又包含变态反应科学底蕴的一句名言，"吾之美食，汝之鸩毒"，从另一个侧面反映了古代对变态反应的朦胧理解。

可以说，人类对于过敏反应的探究从未停止，直到 1906 年奥地利儿科医师克莱门斯·冯·皮尔凯(Clemens von Pirquet)观察到，注射破伤风抗毒素血清可使很多外伤患者避免发生破伤风，但同时又会使不少人在再次注射这种血清后出现强烈的反应，严重者甚至会死亡。这种现象表明，这种反应不仅不能像免疫接种一样对人体提供保护，还会对人体造成损伤，这是变态反应学发展的第一个里程碑，皮尔凯也因此被视作变态反应学之祖。他根据希腊语的 allos(其他的)＋ergos(反应)合成了 Allergy(变态反应)，1906 年也因此被视为变态反应学发展的元年。现在，人们将这门学科称为 Allergology(变态反应学)。以此来看，人类开始认识变态反应也只有 100 余年的历史。但随着医学和现代免疫学的不断发展，人们对变态反应的认识在不断深入。

1975 年，人们给变态反应下了一个定义：变态反应是由不同免疫学机制引起的对机体不利的病理生理反应，强调了变态反应是免疫反应的一个特殊类型。我们常说的过敏反应，通常用于临床泛指，其实质可以是免疫反应，也可以是非免疫反应的。因此，确切地讲变态反应不完全等同于过敏反应，但按照语言习惯说法统称为"过敏"。

（陆丽华　邵　莉）

邵　莉

邵莉，上海交通大学医学院附属仁济医院过敏科副主任医师、副教授，医学博士。中华医学会变态反应学分会过敏原特异性诊断与免疫治疗学组副组长，上海市医学会变态反应专科分会委员兼秘书，上海市免疫学会理事。擅长支气管哮喘、慢性咳嗽等呼吸系统过敏性疾病的诊治。

2. 过敏会引起哪些身体问题

过敏反应是一种人体异常免疫反应，可以发生在局部，也可以累及全身各脏器、系统，导致过敏性疾病。比较常见的症状有皮肤瘙痒、红肿、皮疹，累及消化道可以引起腹痛、腹泻、恶心、呕吐等胃肠道不适，累及呼吸道可以引起鼻痒、喷嚏、流涕、咳嗽，严重时可以引发呼吸困难、喘息，甚至血压下降、休克等严重过敏反应。有些是比较常见的过敏性疾病，如过敏性鼻炎、哮喘、荨麻疹、湿疹等，有些疾病在某一阶段会出现过敏反应的问题，如烧伤、结核、梅毒等，还有一些疾病的发生可能与过敏有关，但还需要进一步的研究来证实，如癫痫、胆结石、冠脉综合征等。随着对过敏性疾病研究的深入，许多病因不明的疾病或不认为与过敏有关的疾病，可能被认定为过敏性疾病，因此过敏性疾病的种类仍在不断增加。

随着居住环境的改变及人们生活水平的提高，过敏性疾病已经成为全球性的公共卫生问题。预计在今后 20 年内，工业化国家的 50％人口将染上过敏症，世界卫生组织把过敏性疾病列为"21 世纪重点研究和预防的疾病"。

● 常见的过敏性疾病及可能与过敏相关的疾病表

相关科室	过敏性相关疾病
皮肤科	湿疹、荨麻疹、血管性水肿、接触性皮炎、过敏性紫癜等
耳鼻喉科	过敏性鼻炎、鼻窦炎、鼻息肉、分泌性中耳炎、梅尼埃病、自身免疫性感音神经性耳聋等
眼科	过敏性结膜炎、虹膜睫状体炎、交感性眼炎等
口腔科	复发性口腔溃疡、贝赫切特综合征等
呼吸科	支气管哮喘、外源性过敏性肺泡炎、过敏性肺支气管曲菌病、肺嗜酸性粒细胞浸润症等
消化科	嗜酸性粒细胞性食管炎、嗜酸性粒细胞性胃肠炎、溃疡性结肠炎等

相关科室	过敏性相关疾病
心内科	冠脉综合征等
内分泌科	慢性淋巴细胞性甲状腺炎、甲状腺功能亢进等
风湿免疫科	结缔组织病等
血液科	溶血性贫血、紫癜、粒细胞减少症、嗜酸性粒细胞增多症等
神经科	偏头痛、癫痫、重症肌无力、接种后脑脊髓炎等
传染科	结核、梅毒、肝炎等
外科	烧伤、移植排斥反应、胆结石等
泌尿外科	泌尿系结石、遗尿症、男性不育等
妇科	痛经、月经过多等
产科	原发性不育、习惯性流产等
儿科	新生儿溶血病、婴儿湿疹等
职业病科	职业性哮喘、蘑菇肺、接触性皮炎、硅肺等
其他	药物过敏反应、输血反应、韦格纳肉芽肿病等

（陆丽华　邵　莉）

3. 为什么过敏性疾病越来越多了

近年来，过敏性疾病的发病率正在不断上升，欧美国家的发病率为 50%～60%，我国的发病率每年以 20%～30% 的速度递增。

过敏是种"现代病"。过敏性疾病的发病，发达国家和地区高于发展中国家和地区，城市高于乡村，农村孩子患过敏性疾病较城里孩子少见。其中的原因，可能与"卫生假说"有关：即当人处于过于干净的环境时，免疫系统会对正常的物质产生不应该有的反应，导致过敏的发生率上升。婴儿出生后，外界环境中的一些"脏东西"对他们的免疫系统是一个挑战，只有在迎接这些挑战的过程中，免疫力才能不断地增强，这样即使以后遇到一些病毒等不良分子，也会"处事不惊"，大大降低发病的概率。如果从小就生活在非常洁净的环境下，人体的免疫系统由于"没见过什么世面"，战斗性激发不出来，一点点小的刺激就会让身体做出强烈的反应，导致孩子在成长过程中免疫系统失衡，对周围环境缺失免疫耐受，也就是表现出来的过敏症状。

日常生活中，衣食住行都可能引发过敏，而且生活总是充满着新生事物，新的电器、新的化妆品、以前没吃过的食物，即便是自然界的花草树木，也有不少新品种，导致人过敏原种类不断增加。有些花粉虽然只在某些地区存在，但发达的交通和人类活动的扩大，也会导致致敏花粉的扩散，加大了人们接触过敏原的概率。

此外，生活节奏的加快和精神紧张、压力增大，以及睡眠质量下降、亚健康状态等都会导致人体的免疫调节功能失衡，以上这些，都可能促使过敏性疾病的发病率上升。

（徐艳华　王莲芸）

—— 专家简介 ——

王莲芸

王莲芸，上海交通大学医学院附属仁济医院过敏科主任医师、上海交通大学生命科学技术学院二级教授。曾任中华医学会变态反应学分会常务委员，上海市医学会变态反应专科分会委员。擅长各类过敏与免疫性疾病的诊治等。

4. 过敏性疾病的危害有多大

过敏性疾病的发病率高，任何年龄均可发病，人们对其危害严重性并未给予足够重视。如果患者对病情不加重视、不规律用药等，病情就会迁延不愈、反复发作，不但严重影响生活质量，甚至对部分患者产生心理影响，导致心理疾病，而且还会引发严重全身器质性疾病，危及健康和生命。比如，继发呼吸循环衰竭，出现窒息、血压下降等，如果病情危重往往发展迅速。

过敏性疾病累及的器官和组织多，如累及皮肤导致湿疹、荨麻疹，累及胃肠道导致食物过敏，累及鼻导致过敏性鼻炎，累及下呼吸道导致哮喘，累及眼结膜导致过敏性眼结膜炎等。长期患过敏性疾病者往往存在较多并发症，如过敏性鼻炎并发鼻息肉、嗅觉障碍、鼻窦炎和中耳炎，长期未控制的支气管哮喘可并发肺心病等，严重影响心肺功能，使患者丧失劳动能力，甚至生活难以自理，家庭、社会负担加重和医疗卫生花费增高，令家庭和个人都不堪重负。

（徐艳华　王莲芸）

5. 过敏性疾病是怎么遗传的

过敏性疾病多有明确家族史。研究发现，父亲患病，其下一代患病的概率为40％左右；母亲患病，其下一代患病的概率为40％～60％；双亲均患病，他们的下一代患病的概率可达70％。如果双亲均无过敏性疾病史，患病可能仍为5％～10％。从流行病学资料观察到的现象看，过敏性疾病具有明显的遗传倾向，属于多基因遗传性疾病。

近年来，采用了基因组扫描等技术从基因水平对过敏性疾病的遗传性进行了研究，已发现人体的23对染色体上，至少在15对染色体不同的区域定位了与过敏性疾病有关的基因，如第5、6、11、14号染色体上存在哮喘的易感基因，第4、7、13、16号染色体上也可能存在易感基因，主要定位在染色体5q、6q、11q等。随着对相关基因位点、调控基因等研究的深入，未来对于过敏性疾病的研究、防治将更为深入。

（徐艳华　王莲芸）

6. 过敏原是如何引起过敏症状的

过敏原引起人体过敏症状是一个复杂和抽象的过程。

过敏原进入人体后，可使过敏体质者体内产生针对过敏原的特异性 IgE(抗体)，它们可存在于鼻腔、喉咙、肺、皮肤及肠道等组织或器官中。此类抗体与体内肥大细胞、嗜碱性粒细胞的表面相结合，导致人体处于对该过敏原的致敏状态。通常，这种致敏状态可维持数月或更长，如果长期不再接触该过敏原，致敏状态可自行逐渐消失。但是，如果相同的过敏原再次进入人体，可使已经致敏的肥大细胞、嗜碱性粒细胞内的一系列酶活性改变，释放细胞内的过敏物质，比如组胺、前列腺素 D_2 等，同时，也在很短时间内合成一些过敏物质如白三烯，这些物质统称为过敏介质。过敏介质可以引起平滑肌收缩，毛细血管扩张和通透性增强，腺体分泌物增多，这些反应发生在鼻部，鼻腔黏膜肿胀，出现鼻痒、打喷嚏、流鼻涕等症状；发生在呼吸道，则可出现咳嗽、气喘、呼吸困难等症状，严重可因支气管痉挛、窒息或过敏性休克而死亡；发生在皮肤，则可出现荨麻疹、皮肤红肿、瘙痒等症状；发生在消化道，则出现恶心、呕吐、腹痛及腹泻等症状。

过敏反应发生得快，仅几分钟甚至更短，30 分钟达到高峰，2～4 个小时即消退，我们称之为速发相过敏反应。有些过敏反应在速发相反应消退后，4～6个小时后再度出现症状，并可持续1天以上，称之为迟发相过敏反应。嗜酸性粒细胞大量出现在反应区是迟发相反应的特征，这种细胞会产生多种毒性蛋白（嗜酸性粒细胞阳离子蛋白、嗜酸性粒细胞主要碱性蛋白等），这些毒性蛋白可以进一步引起炎症反应，从而使炎症经久不愈。

（卢燕鸣）

—— 专家简介 ——

卢燕鸣

卢燕鸣，上海交通大学医学院附属仁济医院儿科主任、副主任医师、硕士生导师、博士。中华医学会变态反应学分会青年委员，中华医学会儿科学分会免疫学组委员，上海市医学会儿科专科分会委员等。

擅长儿童呼吸疾病、过敏性疾病诊治等。

7. 尘螨的生活习性有什么特点

尘螨是一种普遍存在的生物，在屋内到处是尘螨寄生的地方，如枕头、床垫、毛毯、窗帘、绒毛玩具及空调过滤网等，不常洗的衣服也容易滋生尘螨。尘螨主要靠人皮肤每天脱落的皮屑生长繁殖，也可吞食面粉、花粉和真菌孢子。有人曾在一只枕头中检测到6500只尘螨，一条床褥中可有多达200万只尘螨，当每克屋尘中含有100只以上尘螨就足以导致过敏发生。因此，了解尘螨的生活习性有助于防治尘螨引起的过敏。

尘螨呈世界性分布，除了海拔1500米以上的高原地区难以生存外，各地都有。尘螨与人伴生，最适宜的生长温度为18～30℃，相对湿度为70％～80％。尘螨对寒冷和高温都不耐受，零下10℃环境12小时可以杀灭尘螨，55℃以上的热水也可以将其杀灭。尘螨从虫卵孵化出成虫需30天，存活期约3个月，繁殖的初期较慢，如果任其繁殖，尘螨数量可呈几何级数增长。

我们知道，引起人体过敏的并不是整只活螨，而是螨的尸体、肢体碎屑、蜕皮和粪小球，这些分解产物可以附着在灰尘表面而随着人们的呼吸进入气管，达到细小气管肺泡中，引起过敏反应，导致哮喘和过敏性鼻炎等发作。如果长期生活在尘螨浓度高的环境里，这种刺激就会持续存在，引起过敏（哮喘）久治不愈。

（卢燕鸣）

8. 生活中尘螨有哪些清除办法

了解了尘螨的生活习性，我们就可以针对性地清除尘螨，采取措施预防尘螨过敏发生。

（1）降低室内相对湿度：将室内湿度控制在 50％ 以下，可减少尘螨的繁殖。这是控制尘螨及过敏原最常用的方法，建议使用空调或高性能除湿机以降低室内相对湿度，此外要经常清洗或更换空调的积尘罩或滤网，进一步减少尘螨的滋生。

（2）床上用品定期清洗、烘干：将所有可洗涤的床上用品如枕套、被套、毛毯及床罩等，每隔 7～10 天用 55℃ 以上热水烫洗 10～20 分钟，以杀死尘螨并去掉大多数螨过敏原，用 100℃ 热水可使致敏蛋白变性，效果更好。烘干衣服如用烘干机要 55℃ 以上、大于 10 分钟。每天洗头，也是清除尘螨过敏原的好方法。

（3）使用包装套：所有的床上用具包括床垫、枕头和被褥等，需用特殊的防螨材料密封包装，这类织物因致密的结构可以有效阻止尘螨的进入、繁殖。

（4）勤洗勤晒：换季更换衣服、被单床罩时，应重新烫洗，并在太阳下暴晒后再用。换洗时切忌抖动床单，以免螨虫飞扬。地毯、窗帘及家庭软装饰物也要勤洗勤换，特别是潮湿地区，应尽量不使用地毯、绒布装饰品、绒毛玩具等。如果不愿意或经济上不允许换地毯，应该每周真空吸尘一次，并更换吸尘器袋，吸尘器应有高效空气过滤器装置。窗帘或遮光帘应换成百叶窗，尽可能选用木制家具。

（5）不在室内饲养猫、狗等宠物：由于宠物身体的温度和湿度适合螨虫生长，大量的皮屑也是尘螨丰富的食物来源，所以宠物身上往往会滋生大量的螨虫，还会将其携带到室内各个角落。此外，家中的宠物用品需要时应在 −20～−17℃ 冷冻至少 24 小时，有效杀死这些物品上的尘螨。

（卢燕鸣）

9. 养宠物应该注意什么

饲养宠物与过敏性疾病之间关系虽有一些争议，但大多数研究认为饲养猫、狗等宠物会引发过敏。宠物身上有许多可能诱发过敏的蛋白，我们称之为致敏蛋白，比如猫、狗的皮屑、毛、唾液等都含有致敏蛋白。如果家里有多只猫，室内过敏原的浓度会更高。此外,猫毛还可能黏附螨虫、花粉等,这些也都是常见的过敏原。如果想确认是否对宠物过敏,可到医院进行相关过敏原的检测,猫毛特异性 IgE 抗体(sIgE)检测或皮肤点刺试验都是很好的选择。若确认对宠物过敏,最好的办法是避免与宠物再次接触。如果必须与它们生活在一起,应该注意以下几点。

(1) 让宠物远离卧室,限制它们的活动范围。

(2) 不要抚摸、拥抱和亲吻它们。接触宠物后,要尽快用肥皂水洗手。

(3) 在室内使用空气净化器,以减少空气中过敏原的浓度。

(4) 定期使用吸尘器,进行室内清洁。

(5) 每周至少给宠物洗澡 1～2 次。

(6) 有条件者,可针对过敏原进行特异性免疫治疗(脱敏治疗),以增加对此过敏原的耐受力。

(卢　慧　郭胤仕)

10. 羽毛过敏者能穿羽绒服吗

自然界中,鹅、鸭、鸡、鸽子、鹦鹉、天鹅等的羽毛也是重要的过敏原,而且不同禽鸟类羽毛间还存在较明显的交叉过敏现象,即如果一个人对某一种禽鸟类羽毛过敏,往往也可能对其他禽鸟类羽毛过敏。更值得注意的是,羽毛中还会寄生大量螨虫。对螨虫过敏者要远离禽鸟类羽毛,了解自身是对羽毛过敏还是对尘螨过敏,因此需要进行规范的过敏原检测。

羽毛过敏最常见的症状为流泪、眼痒、眼睛肿胀、鼻塞、鼻涕多、咳嗽、气短、脸颊部疼痛,也可能出现嗅觉、味觉异常,睡眠质量差、疲劳、抑郁等。羽毛过敏可引发过敏性鼻炎、过敏性结膜炎、过敏性哮喘、荨麻疹、过敏性血管炎,甚至可引发多系统严重过敏反应而危及生命。

对羽毛过敏者除了规避禽鸟类之外,还应该避免使用和接触羽绒制品(如鸭绒或鹅绒填充的羽绒服、羽绒枕、羽绒被),以及一些羽毛艺术品等相关物品。

(卢　慧　郭胤仕)

11. 花粉过敏易受天气因素影响吗

花粉是最常见的过敏原之一,全球各地均有花粉过敏者。花粉是一类非常细小的粉末状颗粒（直径为 12～16 微米），数量大、重量轻，可借助虫媒与风媒传播，尤其风媒传播扩散范围广，对过敏人群影响大。花粉的分布具有明显的地区性和季节性，空气中的花粉浓度易受天气因素影响，如是否下雨，以及空气的湿度、光照和风力大小等。在温暖、干燥、有风的日子里，空气中花粉的浓度要高于寒冷、潮湿、少风的日子。空气中飘浮的花粉可沉积于皮肤、眼睛，也可随着呼吸进入人体的呼吸道，导致敏感体质者发生过敏反应，最常见的就是引起花粉症（过敏性鼻炎、过敏性结膜炎），有些人则会引发哮喘、皮肤过敏等。

花粉属于季节性过敏原，春季以树花粉为主，而秋季主要是草花粉。大部分树花粉的飘逸高峰期为春季，少数树种在秋天开花或一年开两次花。树花粉种类相对较少，但由于它们和人类生产生活息息相关，比较容易出现在人们的生活环境中。松树虽然产花粉量大，但它们很快会垂直落下，故影响范围较小，而圆柏、雪松等植物的花粉对人的影响相对较大。常见的树花粉过敏原有桦树花粉、赤杨花粉、山毛榉花粉、榆树花粉、榛子花粉、梧桐花粉等。草花粉的飘逸高峰期主要为秋季，最常见的草花粉过敏原是豚草花粉、蒿草花粉、葎草花粉。在职业性花粉过敏中，与草花粉相关的主要是从事甜菜、向日葵、鲜切花等种植、加工及销售的人员。

（卢　慧　郭胤仕）

12. 潮湿的地下室有过敏原吗

有的人一来到潮湿的地下室就会出现过敏症状，是什么原因呢？我们知道，真菌是生物界中很大的一个类群，包括蕈菌、酵母菌、真菌等。蕈菌就是常见的蘑菇，酵母菌多用于酿酒和食品生产。与植物不同，真菌不产生花粉或种子，但它们产生的孢子也具有数量大、重量轻的特点，可悬浮于空气中，随风传播。真菌的分布范围比花粉更广，在室外真菌可存在于枯败的树木、杂草和落叶上，在室内真菌存在于潮湿的房间，如厨房、卫生间、地下室等，也常生长于室内养殖的花卉、通风不良的衣橱内等。与花粉不同，真菌的存在没有季节性，寒冬里很多植物都会枯败死去，而真菌只是停止生长，不会死亡。

真菌致敏的主要途径是呼吸道，过敏者吸入空气中悬浮的真菌孢子，会引发过敏性鼻炎、哮喘和过敏性结膜炎。皮肤接触过敏可引起皮肤瘙痒、红肿、皮疹，诱发湿疹、荨麻疹等皮肤过敏性疾病。食入含有真菌的食物也可能诱发过敏性疾病，出现腹痛、腹泻、恶心、呕吐等症状。进入潮湿的地下室出现过敏症状，可能是对真菌过敏所致。如果被诊断为真菌过敏，生活中应该规避和减少与真菌接触的机会，建议如下。

（1）远离潮湿的地下室、草丛等真菌易滋生的地方，不要进行剪草、粉碎麦秆等工作，或戴面具进行保护。

（2）保持室内干燥。及时清洁家里水槽等处，及时发现并修理水管渗漏，做好房间的防潮。可使用排气扇或开窗通风，也可使用除湿器。

（3）定期在房间内的墙纸、挂画处喷撒除霉剂，进行防真菌处理，扔掉易发霉的旧物件，如旧书、衣服、床上用品、报纸等。地下室、浴室内最好不使用地毯，一旦发现地毯发霉，需立即处理掉。

（4）避免进食含真菌的食物，如经酵母发酵的面食、酒，经真菌发酵制成的酱、酱油、腐乳、醋等调味料，以及真菌类食物如菌菇、冬虫夏草等。

（卢　慧　郭胤仕）

13. 昆虫也能致敏吗

昆虫是一类常见的过敏原，能引起过敏反应的昆虫主要有蟑螂、蚕、蛾、蚂蚁、蝇类、松毛虫、水蛭、蜂类、甲虫、蚊子等。与昆虫有关的过敏原有两大类：一是昆虫的虫体及分泌物蛋白，通过吸入、食入、接触等方式引发过敏性鼻炎、哮喘、荨麻疹等过敏性疾病。二是昆虫叮咬人体后排出的毒液引发的过敏。昆虫叮咬引起的过敏反应临床表现主要为红、肿、痒、疼、风团等，症状因人而异，当发现患者有大面积红肿，甚至出现多系统症状，如呕吐、腹泻、呼吸困难、血压下降、意识模糊、心跳骤停等情况时，提示发生了昆虫毒素严重过敏反应，应及时采取相应的措施，立即脱离过敏原，并使用肾上腺素肌内注射。

在各类昆虫中，蟑螂和人类生活关系最为密切，是一种很常见的过敏原，在许多地区蟑螂的致敏率已接近螨虫，且蟑螂蛋白有一定毒性，对人体的危害更大。可采取以下措施减少与蟑螂的接触及过敏的发生。蟑螂喜欢生活在阴暗潮湿的角落里，死后不易被发现，它们的虫体、蜕皮、唾液、排泄物、虫卵可自然分解为细小颗粒，悬浮于空气中，通过呼吸、接触进入人体，可诱发各种过敏性疾病。因此，应使用各种方法尽可能杀灭蟑螂，妥善保存食物，及时清理散落在外面的食物残渣等，保持室内卫生清洁，厨房垃圾要及时清理。

（卢　慧　郭胤仕）

14. 植物致敏有哪些情况

植物的根、茎、叶、花、果等均可产生致敏蛋白，当它们通过被食入、吸入或接触人体后，在一定的条件下会诱发过敏性疾病。

食入植物而过敏主要有两种情况。①摄入了植物源性过敏食物，如蔬菜、水果、坚果、谷物等，或者是以它们为原料加工的食品，如果汁、面包等。②中草药饮片、药膳、药酒、胶囊、冲剂和注射液中因植物成分导致过敏问题，结果由"治病"变成"致病"。吸入植物成分过敏也有两种情况，最常见的是吸入植物花粉而过敏。另一种易忽略的吸入方式是植物粉末的直接吸入，如吸入小麦面粉而过敏发病。有些植物的粉末如花生等，有极高的引发过敏发作风险，甚至周围人吃花生时飘散出的极微量粉末，也会引发哮喘或严重全身性过敏反应。与一些植物接触引发的过敏性疾病，如春天外出踏青时，不小心接触到漆树、荨麻等植物，引发荨麻疹等过敏性疾病。过敏体质者外敷某些中药敷贴、药酒、药膏、含有植物萃取成分的面膜及各种护肤品，其中的植物成分也可引发过敏反应等。

（卢　慧　郭胤仕）

15. 能引起过敏的化学物质有哪些

化学物质也能引起过敏反应。多重化学物质过敏症（MCS），主要指患者一次性接触大剂量的化学物质或长期接触微量的有害化学物质后，再次接触少量同系化学物质时而引发的临床症状。这是一种慢性病，除有喘息、鼻塞、流涕、眼红、流泪等常见过敏症状外，还可以表现出头疼、失眠、疲劳、记忆力减退、认知障碍、头晕、呕吐等症状。致敏物质多种多样，主要有涂料、塑料、黏合剂、杀虫剂、消毒剂、化妆品等，一般与建筑装修、日化用品及职业暴露等有关。

化学物质致敏的机制十分复杂，除少部分人有特异性 IgE 抗体（sIgE）升高现象外，大多数化学物质过敏的患者查不出明确的抗体，少数患者甚至无明确的化学物质接触史。常用的治疗过敏性疾病的药物，对 MCS 的疗效通常不理想，最有效的治疗手段是规避导致过敏的化学物质。

（卢　慧　郭胤仕）

16. 为什么温度因素也会引起过敏发作

单纯温度因素诱发的过敏主要为"冷空气过敏综合征"。正常情况下，当与冷空气接触时，身体会启动防御系统，包括激活免疫系统，以免因温度变化而生病。当免疫系统异常时，冷空气激活免疫系统产生相关介质，引起大量的组胺释放，导致呼吸道乃至全身出现过敏症状，如气短、心跳过速、心律失常、胃肠道溃疡、腹痛、血压下降、打喷嚏、鼻塞、皮疹等。冷刺激是此类过敏的诱因，因此保暖是预防冷空气过敏的最佳防护方案。在天气寒冷的时候，穿着厚实保暖的衣服，使用围巾、手套，减少户外活动，洗手洗澡时尽量使用温热水。药物方面，抗组胺药对此类过敏有效。

值得注意的是，在季节交替的时候，环境中伴随温度变化的因素很多，不能把此时发作的过敏症状简单认为是温度敏感。如春天，虽然天气还比较冷，但此时已是一些树花粉的飘逸期。初夏的时候，牧草、豚草、杂草等花粉增多，随着气温上升，空气中的真菌也越来越多。

（卢　慧　郭胤仕）

17. 气味过敏是怎么回事

许多过敏性鼻炎、过敏性哮喘患者表现出对香水或特殊气味的过敏或敏感，闻后会出现不适症状。其中的机制多种多样，不但有生理变化，也有心理过程。

足够高浓度的气味可以激活鼻部嗅觉系统和三叉神经系统。与嗅觉系统能够感知多种气味不同，三叉神经系统只传导相对较少的几种感觉，如烧灼感、针刺感、痒感、触觉和温度觉。位于鼻腔黏膜上的感受器与皮肤上的不同，这些感受器无鳞状上皮覆盖，化学刺激能够直接作用于感受器。不同的化学刺激能够激活不同类型的化学感受器，挥发性化学物质可刺激三叉神经释放神经肽介质，如 P 物质和降钙素基因相关肽类。这些神经肽介质可以影响多种呼吸道生理功能，包括呼吸、血管扩张及腺体分泌，具有潜在触发哮喘症状发生的可能。

心理因素也被认为可以诱发哮喘发作。有研究表明，只要告知并描述某种气味就有可能诱发哮喘，说明该受试者的神经和心理因素发挥了作用。对香水敏感的哮喘患者，如果被告知气味是"没有影响的"，就可能不出现主观症状及气管功能的变化。可见，香水对哮喘发作的影响并不是由气味的化学性质造成的，而是通过对气味的认知机制，如对受伤害的预期而产生反应。由感知产生的情绪状态可产生一系列反应，导致平滑肌张力变化（支气管收缩）、呼吸道炎症及对气管吸入物敏感性的增加。

（徐艳华　王莲芸）

18. 你了解自己的食物过敏谱吗

食物过敏在婴幼儿中的发生率较高，主要是因为儿童免疫系统发育尚未成熟。随着长大成人，并不意味着不过敏或者过敏谱固定，约 4% 的成人对一种或多种食物过敏。很多人会发现这样的现象：之前不过敏的食物突然变过敏了，或者之前引发过敏症状很轻的食物，现在食用后症状会突然加重。因此，有必要了解自己食物过敏谱的变化情况。

所有的食物都有可能成为过敏原，但它们致敏的概率是不一样的。大约 90% 以上的食物过敏与以下八类食物有关：鸡蛋、牛奶、鱼、硬壳类（虾、蟹、贝壳类）、花生、坚果、小麦、大豆，调味料里使用的芝麻和芥末也是一种常见的食物过敏原。儿童时期过敏的鸡蛋、牛奶、花生等，随着年龄增长，可能对鸡蛋、牛奶产生耐受，但花生过敏往往是终身的。要引起我们注意的是，食物之间会存在交叉过敏现象，即某些人对一种食物过敏，可能对相关类别的食物也过敏。比如，对牛奶过敏者往往对羊奶也过敏，对虾过敏的人很可能对蟹和龙虾也过敏，对花生过敏的人可能对核桃、杏仁、腰果之类的坚果过敏。食物过敏的患者，不仅应在医生指导下确定并避食过敏食物，平时还更应注意了解一些加工、合成食物成品中的成分，避免食用隐含过敏成分的食物，以防发生意外。

（卢　慧　郭胤仕）

19. 如何避免接触致敏

接触致敏是指某些人因接触过敏原而发生的异常免疫反应的过程，大多导致接触性皮炎，但也可引起皮肤以外的过敏反应。引起过敏性接触性皮炎的致敏原有以下几类：动物的毒液、皮毛屑，昆虫的鳞片、分泌物、排泄物等；植物的花粉、根、茎、叶、花果或其他产物，主要有橡胶、银杏、毒常青藤、补骨脂等；各种化妆品、香水、化妆油彩、染发水、冷烫液等；洗衣粉、肥皂、消毒液、皮革、橡胶制品、塑料等日常生活用品；镍、铬等金属制品；油漆、石油及其产品、染料等化工原料;磺胺类抗生素、汞制剂等药物。

过敏性接触性皮炎属于Ⅳ型(迟发型)过敏反应,致敏期为 5～10 天,被致敏后再次接触该致敏原(受特异性过敏原激发),在 48 小时或更长时间后发展为临床接触性皮炎。还有一类接触性荨麻疹发展迅速,且有 IgE 产生,属于Ⅰ型过敏反应。常见的致敏物有马铃薯、芫荽籽、铂盐、染发水、指甲油、香水、某些抗生素、雌激素霜、蚕丝、动物毛和皮屑等。另外,光接触性皮炎(紫外线过敏性皮炎)是通过外源性的光敏化学物质在光线照射下产生抗原性,导致过敏,这一类物质有喹诺酮类药物、磺胺类药物、水杨酸苯胺、对氨基苯甲酸、奎宁、奎尼丁、二氯双酚、六氯双酚等。

(徐艳华　王莲芸)

20. 医学上过敏原检测有哪些方法

过敏原的检测主要有体内试验和体外试验两种方法。体内试验是在人体上进行试验的过敏原诊断方法,目前在临床上常用的有皮肤试验、激发试验等。皮肤试验主要有皮内试验、点刺试验、斑贴试验等方法。根据过敏原进入人体途径的不同,激发试验可分为眼结膜激发试验、鼻黏膜激发试验、支气管激发试验、口服食物激发试验等。体内试验检测的优点是试验结果能直接反映患者的过敏状况,参考价值较大,且一般不需要昂贵的设备,经济简单,易于推广。缺点是可能会出现身体不适或不良反应(例如局部疼痛或发痒等)。治疗药物等因素会影响检测结果,往往需要患者暂时中断某些治疗。

体外试验是指采集患者的血液、分泌物等在体外做检查的过敏原诊断方法。目前在临床上常用的主要有特异性抗体水平检测、体外激发试验、分子组分检测等。特异性抗体水平检测主要包括猫毛特异性 IgE、IgA、IgG 抗体等水平的检测。体外激发试验的代表是嗜碱性粒细胞释放能力的体外检测,主要有嗜碱性粒细胞组胺释放试验、人嗜碱性粒细胞脱颗粒试验、嗜碱性粒细胞活化试验等。过敏原分子诊断,也称组分解析诊断,是从分子层面上进一步辨别过敏原致敏分子的诊断方式。体外试验的优点主要是不会产生局部或全身不良反应,安全性高,检测结果不受治疗药物、病情程度等因素的影响。缺点是往往需要昂贵的特殊设备,检测费用较高。检测方法种类繁多,各方法所得到的结果可比性不够理想。

(郑　青　王莲芸)

21. 为什么要测定血清特异性 IgE、IgG 抗体

根据过敏反应发生的速度、发病机制和临床特征，过敏反应可分为Ⅰ型、Ⅱ型、Ⅲ型和Ⅳ型，我们通常所说的过敏反应指的是Ⅰ型和Ⅳ型。Ⅰ型过敏反应是临床上最常见的一种类型，是由 IgE（免疫球蛋白 E）抗体引发的速发型过敏反应，可引发过敏性鼻炎、过敏性结膜炎、花粉症、支气管哮喘、食物过敏、荨麻疹，甚至过敏性休克等。而Ⅳ型过敏反应是由致敏 T 细胞介导引起的过敏反应，可引发结核菌素反应、接触性皮炎等。

IgE 抗体在正常人的血清中含量是极其微量的，大多数过敏性疾病患者会出现血清中 IgE 抗体水平的升高，血清中的总 IgE 抗体水平与过敏性疾病密切相关，因此测定血清 IgE 抗体水平有助于辅助诊断疾病及判断病因。对于过敏性疾病患者而言，更为重要的是特异性 IgE 抗体的检测。所谓特异性 IgE 抗体，是指由进入体内的某种过敏原所诱发产生的 IgE 抗体，如对于牛奶过敏的人体内会出现针对牛奶的特异性 IgE 抗体。目前，血清总 IgE 抗体与过敏原特异性 IgE 抗体的检测在过敏性疾病的体外诊断中占有重要地位，已被广泛使用。

血清中的 IgE 抗体水平升高，最常见于Ⅰ型过敏反应性疾病，但部分与 IgE 抗体有关的非过敏性疾病也可导致升高，比如 IgE 型骨髓瘤、寄生虫感染等。此外，急慢性肝炎、自身免疫性疾病如系统性红斑狼疮、类风湿关节炎等有时也可出现血清 IgE 抗体升高。因此，IgE 抗体作为人体免疫球蛋白中的一种，它的升高并不仅仅局限于过敏性疾病。由于 IgE 抗体引发的Ⅰ型过敏反应只是临床上最常见的一种类型，过敏性疾病的发病机制并未完全明确，即便血清 IgE 抗体水平正常也不能排除过敏性疾病。

此外，血清特异性 IgG 抗体的测定对于食物相关过敏性疾病诊断有一定的辅助作用，但不建议仅凭测定结果来指导饮食，尤其对于正在生长发育阶段的婴幼儿及青少年人群。对食物过敏原的筛选，建议在医生采集完详细的病史，并完善了食物过敏原血清特异性 IgE 抗体检测、皮肤试验后，辅助参考血清特异性 IgG 抗体的检测结果，逐步评估进行。

（郑　青　王莲芸）

22. 皮肤试验准确吗

诊断过敏性疾病的皮肤试验（简称皮试）主要有皮内试验、点刺试验、斑贴试

验等，基本机制是通过微量无害的可疑过敏原与患者皮肤接触并发生作用，根据皮肤的反应状况进行判断。目前，皮内试验除了某些药物如青霉素的治疗需要，在大多数情况下已被点刺试验所取代。由于皮试是在人体皮肤内外进行的试验，其结果会受到诸如皮试液浓度、纯度和注入剂量的差异，技术人员的操作及判断的主观性，以及患者年龄、皮肤状态、用药情况等因素的影响，导致皮试出现假阳性或假阴性，影响检测结果的准确性。因此，要获得可靠、安全、具有可比性的结果，必须按照以下要求进行过敏原皮试。

（1）标准化皮试液：可用于皮试的过敏原包括吸入物、食物、某些药物、接触物及昆虫毒液等，通常需根据临床资料、年龄、地区、发病季节和环境因素而定。皮试浓度根据不同过敏原、不同批号而有所差别，若使用标准化的过敏原制剂，由于其高度纯化、有效组分恒定，去除了不必要的刺激物和毒素，皮试结果清晰，几乎没有假阳性和毒性反应。此外，还应注意皮试液的保存温度，并在有效期内使用。

（2）标准化皮试操作方法：与皮内试验用注射器注射皮丘相比，点刺试验则采用了特制的点刺针，可控制进皮的深度，既不受操作者手势的影响，也不会注入过多的药液而引发不良反应，因此较安全。操作者的熟练程度和结果判读需要经验的积累。

（3）同时进行阳性和阴性对照：测试期间同时进行阳性和阴性对照，作为评价受试者反应的参照物，可使结果判断更具科学性。阳性对照一般采用组胺药液，阴性对照可用稀释液或者生理盐水。

（4）停用某些药物：如果患者在检查前正在使用免疫抑制剂（如糖皮质激素），则需要停药 7 天以上；抗过敏药物以及含有抗过敏成分的感冒药和止咳药，需要停药 3 天以上。这些药物会抑制过敏反应，使皮肤反应减弱，造成假阴性。如果症状无法控制而必须使用上述药物，可选择进行血清特异性 IgE 抗体等体外试验。

（郑　青　王莲芸）

23. 什么是激发试验

激发试验也属于体内试验，分为特异性激发试验和非特异性激发试验两种。特异性激发试验是指人为将某种过敏原与靶器官（如眼、鼻、支气管、消化道等）接触，通过靶器官功能的改变或所诱发产生的临床症状，判断是否对此过敏原过敏。非特异性激发试验是指用人体所产生的活性物质（如组胺、乙酰甲胆碱等）

刺激某一器官,继而了解该器官的反应性,以诊断疾病。

按测试液进入人体途径,激发试验还可分为眼结膜激发试验、鼻黏膜激发试验、支气管激发试验、口服食物激发试验等。测试时刺激物从低浓度开始,然后逐步递增,一般以测出呈阳性反应的最高稀释度作为阈值。特异性激发试验对确定过敏原有一定价值,而非特异性激发试验主要用于进行病因分析或疗效判定。激发试验存在一定的风险和限制,在临床上的开展相对较少,通常在皮肤试验或其他试验不能获得肯定结果时才用。

以食物激发试验为例,大体过程是通过给患者接触阶梯数量的疑似过敏食物(口唇接触、口腔摄入、内镜下点刺胃肠黏膜等),观察患者的临床表现(包括呼吸道、消化道和皮肤)来诊断是否为食物过敏。主要用于诊断食物过敏、确定过敏食物,尤其是在检测(过敏原皮试或血清特异性 IgE 抗体)结果与病史之间存在矛盾或诊断不明确时使用。由于操作复杂,还易使患者产生不适,甚至出现危及生命的严重过敏反应,故需要严格筛选适用人群及配备抢救措施,最好是住院检测。

(郑　青　王莲芸)

24. 血液中嗜酸性粒细胞增多是怎么回事

嗜酸性粒细胞增多,是指血液中嗜酸性粒细胞的绝对值大于$(0.4\sim0.45)\times10^9$/升。临床上,嗜酸性粒细胞增多常与多种疾病相关,特别是寄生虫感染、过敏性疾病、结缔组织病和肿瘤、非特异性反应等,不仅仅为过敏性疾病。

(1) 寄生虫病是最常见的病因之一。原虫(疟原虫、弓形虫、肺囊虫等)、蠕虫(蛲虫、蛔虫、钩虫、旋毛虫、丝虫等)、吸虫(血吸虫、肺吸虫等)、绦虫、疥虫和穿皮潜蚤等感染均可引起嗜酸性粒细胞增多。一般情况下,肠道中成虫并不引起明显嗜酸性粒细胞增多,幼虫移行时侵入各脏器,或肠道成虫破坏肠黏膜时,或寄生于肠道外组织的成虫会引起嗜酸性粒细胞明显增多。

(2) 某些感染,如结核、传染性单核细胞增多症、猩红热、多形红斑、艾滋病等,都可使嗜酸性粒细胞增多。慢性粒细胞白血病、急性白血病、淋巴瘤、真性红细胞增多症、恶性组织细胞病、多发性骨髓瘤等,可伴有嗜酸性粒细胞增多。湿疹、剥脱性皮炎、疱疹样皮炎、银屑病等嗜酸性粒细胞可中度增多。

(3) 一些药物,如青霉素、链霉素、头孢类或磺胺类、对氨基水杨酸等,可引起中度甚至重度嗜酸性粒细胞增多。

(薛　璐　邵　莉)

25. 脱敏治疗适合哪些人

在过敏性疾病的治疗过程中,脱敏治疗(SIT,也称特异性免疫治疗)是用逐渐增加剂量的过敏原提取物对过敏患者进行反复接触,提高患者对此类过敏原的耐受性,从而控制或减轻过敏症状的一种治疗方法。一般适用于:①主要有接触过敏原引起症状的患者;②季节性迁移或因连续的花粉接触引起症状的患者;③在接触过敏原的高峰期有下呼吸道症状的鼻炎患者;④抗组胺药和中等剂量局部糖皮质激素无法有效控制症状的患者;⑤不希望持续或长期药物治疗的患者;⑥药物治疗引起不良反应的患者。

脱敏治疗通常是在专科医师的指导下,逐周增加药量,直到维持剂量。该过程因人而异,但通常在 6～12 个月内完成。还有一种"快速"脱敏法,在数天或数周内达到维持剂量,但发生全身反应的概率较高,不能在初级医疗单位进行。一旦达到维持剂量,用药间隔可延长为 2～4 周。有报道称,对季节性和常年性鼻炎的患者进行为期 5 年的脱敏治疗,在治疗的 1～2 年后,症状发生的频次降低。

(薛　璐　邵　莉)

26. 脱敏治疗的机制是什么

脱敏治疗(特异性免疫治疗)的具体机制尚在不断研究中。早期研究表明,免疫治疗能诱导人体产生特异性免疫球蛋白 G(IgG)类循环抗体,分泌型免疫球蛋白 G(sIgG)与免疫球蛋白 E(IgE)竞争过敏原,阻断再次进入体内的过敏原与肥大细胞或嗜碱性粒细胞表面的 IgE 结合,抑制效应细胞的活化和释放介质,从而阻断 I 型过敏反应。在脱敏治疗后,血清中增高的 IgG 亚类主要是 IgG_1 和 IgG_4,其中 IgG_4 的增高与临床症状的改善呈正相关,而与 IgG_1 无关。长期脱敏治疗随访发现,患者血清特异性 IgE 抗体水平下降,特异性 IgG_4 抗体水平则上升,皮肤试验敏感性下降,提示 IgG_4 是保护性抑制抗体,脱敏治疗可能是通过调节 IgE/IgG_4 水平,抑制过敏反应的发生。

近期研究表明,过敏性疾病患者体内 Th 细胞亚群 $CD4^+$ 的两个亚型 Th_1 和 Th_2 处于失衡状态,即 Th_2 占优势。脱敏治疗可调节 Th_1/Th_2 的平衡、调节细胞因子的分泌水平,从而抑制效应细胞的黏附、趋化、活化程度和炎性介质的释放。有研究提示,调节性 T 细胞(Treg)在过敏性疾病发病过程中起到重要作用,通过对效应性 T 细胞(包括 Th₁ 和 Th₂)产生强大的抑制作用,直接或间接抑制过敏性炎症的效应细胞如肥大细胞、嗜碱性粒细胞等,从而调节对过敏原和自身抗体的免疫应答反应。脱敏治疗可通过调节 Treg 的数量和功能,直接或间接抑制过敏性炎症的效应细胞,起到相应的治疗作用。

脱敏治疗,通过给予特异性致敏的过敏原,持续并逐渐增量刺激人体,最终使人体对过敏原刺激适应或耐受,减轻或消除过敏原引起的临床症状。现已成为一种标准化治疗方法,在 IgE 介导的过敏性疾病中有效,尤其适用于药物治疗无效的人群。多项研究表明,它不但具有缓解临床症状、降低用药指数等近期临床疗效,还具有减少鼻炎患者继发哮喘风险等常规药物治疗所不具备的远期疗效。

(薛 璐 邵 莉)

27. 脱敏治疗有哪些临床价值

随着对脱敏治疗整体认识的不断深入,在临床决策治疗方式时,需充分评估患者个体的过敏原种类及程度、疾病类型及控制级别、是否发生过全身严重过敏反应等情况,进行个体化治疗,并在治疗过程中根据疗效及不良反应随时调整用药。同时,还需充分了解其临床价值,主要包括以下四方面。

(1)长期疗效:脱敏治疗终止后,其疗效仍能长期存在。如过敏性鼻炎患者经标准化过敏原疫苗皮下免疫治疗(SCIT)3 年后,7 年内发生哮喘的危险性明显降低,临床症状持续稳定,表明 SCIT 具备保持长期疗效的能力。

(2)改变疾病进程:多中心大样本研究显示,对严重过敏性鼻炎患者进行脱敏治疗 3 年后,发展为哮喘的概率明显低于仅选择药物治疗的患者。

(3)预防出现新过敏原:哮喘患者经 3 年的脱敏治疗,6 年后出现新过敏原的概率明显低于药物治疗的患者。

(4)快速起效:传统观点认为,脱敏治疗与药物治疗相比起效较慢,而近期的荟萃分析数据显示,采用 SCIT 治疗季节性过敏性鼻炎,其疗效在治疗开始后第 1 年即与药物治疗相当,表明脱敏治疗同样具有快速起效的临床价值。

可以认为,脱敏治疗是典型的精准治疗,未来脱敏治疗将采用标准化程度更高的过敏原疫苗或重组过敏原疫苗,从而提高其安全性,脱敏治疗的疗效将更可靠,适用范围可进一步扩大。

(薛 璐 邵 莉)

28. 什么情况下不能进行脱敏治疗

脱敏治疗仅适用于有明确过敏原的过敏性疾病患者。脱敏治疗应早期进行，对于靶器官已发生不可逆性病变的治疗无效。因此，治疗前应当对患者进行全面临床评估，权衡利弊，评估可能给患者带来的获益，决定是否采取脱敏治疗。以下是脱敏治疗的禁忌证。

（1）中重度持续性哮喘、哮喘病情不稳定或急性发作期、一秒用力呼气容积（FEV1）占预计值百分比<70％的患者，首先需进行充分的药物治疗。哮喘未控制和肺功能不佳的患者可能会增加引发气管痉挛和呼吸困难的风险，首先应当积极控制原发病，然后视肺功能状况选择是否采用脱敏治疗。

（2）对于存在Ⅲ型过敏反应的患者，可能因免疫治疗形成新的免疫复合物，加重自身免疫损害。因此，此类患者也不适合。

（3）严重的免疫系统疾病、心血管系统疾病、癌症以及慢性感染性疾病等的患者存在不可逆性脏器功能受损、免疫受损，患者因无法耐受脱敏治疗的治疗风险，故不建议采用。

（4）患者必须服用 β 受体阻滞剂（包括表面吸收剂型）及可能会影响脱敏药物吸收和拮抗支气管舒张剂急救作用的药物时，都必须加以避免。有应用肾上腺素禁忌证者，以及缺乏依从性、有严重心理障碍者，也不适合进行该项治疗。

此外，至今虽没用证据显示脱敏治疗有致畸作用，但在剂量增加阶段存在过敏性休克和流产等危险因素，在妊娠或计划受孕期间不主张开始脱敏治疗，如妊娠前已经接受治疗并耐受良好，则不必中断治疗。

（陆丽华　邵　莉）

29. 脱敏治疗常用的给药途径有哪些

脱敏治疗的常用给药途径有皮下注射脱敏治疗和舌下含服脱敏治疗两种方法。其中，皮下注射脱敏治疗是传统的，也是目前最主要的免疫治疗方法，临床应用已有 100 多年的历史，其有效性和安全性都得到了肯定，疗效优于其他给药方法。舌下含服脱敏治疗是近年来出现的新给药方式，其途径是将过敏原疫苗含在舌下 1～3 分钟后吞咽入胃（即舌下含服/吞咽过程），它的免疫学作用机制与皮下注射相似但强度较弱，因此临床疗效不及皮下免疫治疗，但是其用药方式简便，副作用少，目前国内仅有尘螨舌下脱敏制剂(仅限于尘螨过敏的患者)。

● 两种脱敏治疗给药途径比较表

	皮下注射	舌下含服
疗程	总疗程≥3年，分起始治疗和维持治疗两个阶段	
优点	疗效确切，效果优于其他给药方式	副作用小，安全性好，用药方便
缺点	需在医院内进行注射，有引发严重不良反应风险	需每日用药，疗效不及皮下注射
费用	总费用1.5万元～1.8万元，平均每年6000元	总费用6000元～1万元，平均每年3000元
基本方法	第1～15周，每周（±3天）注射1次，此后每2周注射1次 1～3次后再延长为每4周注射1次 根据患者情况每4～8周维持注射1次 标准疗程计52次	以规定剂量滴于舌下，含至少1分钟后吞服，每日1次 一般在每天的同一时间用药，最好是早饭前用药，用药剂量及次序应严格按照使用说明书

（陆丽华　邵　莉）

30. 脱敏治疗安全吗

脱敏治疗在我国已有50多年的历史，在治疗开始前和治疗期间，都要对患者进行教育，使其了解治疗的目的、过程及可能出现的不良反应，强调对症治疗（尤其是在起始阶段）的重要性。患者在疫苗注射后的观察期间要及时报告身体的反应，以增加安全性，并最大限度地降低免疫治疗的风险。

常见的局部不良反应为注射部位皮肤肿胀，如局部的风团、红晕、硬结伴瘙痒等，一般可以自行缓解，无需特殊处理，必要时可根据具体情况调整疫苗剂量。严重的全身不良反应有潜在的致命性，如过敏性休克，需要引起重视。全身不良反应分为速发型（发生在注射后30分钟内）和迟发型（发生在注射后30分钟后）两种，根据发生的速度和严重程度，免疫治疗的全身反应分为五级。全身反应的危险因素往往与哮喘急性发作或季节性恶化、高度过敏状态、使用β受体阻滞剂、剂量调整不当、注射后观察不充分等因素有关。

随着标准化过敏原疫苗的推广应用,操作流程的不断规范以及对潜在风险的高度重视,引起的严重不良反应已很少见。根据美国 2008—2012 年的监测资料,皮下注射脱敏治疗(SCIT)在 1000 次注射中仅出现 1 次全身不良反应,发生致死性严重过敏反应极少。有文献报道,舌下脱敏治疗的患者中 0.056% 出现全身不良反应,每 10 万次给药仅出现 1.4 次严重不良反应(哮喘发作、腹痛、呕吐、悬雍垂水肿、荨麻疹持续 48 小时等)。

● 脱敏治疗全身反应分级表

级别	表现
0 级	无症状或非免疫治疗相关症状
1 级	轻度全身反应 症状:局部荨麻疹、鼻炎或轻度哮喘(呼气流量峰值较基线下降<20%)
2 级	中度全身反应 症状:缓慢发生(>15 分钟)全身荨麻疹和(或)中度哮喘(呼气流量峰值较基线下降<40%)
3 级	重度(非致命性)全身反应 症状:快速发生(<15 分钟)全身荨麻疹、血管性水肿或重度哮喘(呼气流量峰值较基线下降>40%)
4 级	过敏性休克 症状:立即发生瘙痒反应、面部潮红、红斑、全身荨麻疹、哮吼(血管性水肿)、速发型哮喘、低血压等

(陆丽华　邵　莉)

31. 脱敏治疗有哪些注意事项

治疗前注意事项有:注射治疗当天,应避免剧烈运动,并避免饮用酒精性饮料、桑拿浴、热水泡浴等。不要在空腹或饥饿状态下进行免疫治疗。每次注射前需先休息 10～30 分钟,待呼吸、心跳平稳后再接受注射。治疗前,患者应将上次治疗后的耐受情况(是否有不良反应)告诉医生,医生将根据上次的注射反应情况调整用药剂量。必须进行必要的问诊和临床检查、测定呼气流量峰值(PEF),以便医生决定是否适合注射及选择合适的注射剂量。治疗期间,如有任何不适,应及时向医护人员反映。进行皮下注射特异性免疫治疗后必须观察至少 30 分钟,医生会密切观察患者是否出现皮肤瘙痒、硬结,或胸闷、呼吸困难等局部或全身不良反应。在观察 30 分钟后,检查患者进行的注射部位,复查呼气流量峰值(PEF),结果正常后即可离院。

观察期间如果出现皮肤丘疹(发红、瘙痒刺激等),或者舌、咽部、手掌、足底发热或痒感刺激,乃至严重的血管舒缩性虚脱伴发绀、血压下降、心动过速、呕吐、昏迷,大小便失禁等,应及时通知医护人员。极少数情况下,上述不良反应也可以在注射 2 小时后发生,因此患者和家属需密切注意,如发现上述情况必须及时去医院就诊。

在脱敏治疗期间,如果患者出现以下情况,则应当提前告知医生并相应推迟注射治疗时间:注射前一周出现呼吸道感染;在注射前 3~4 天出现全身性症状(胸闷、气喘,或严重全身反应等情况);PEF 比平常值降低>20%;治疗前 3~4天哮喘恶化;特应性皮炎恶化;同时使用 β 受体阻滞剂(尤其是伴有高血压、冠心病的患者)进行治疗;在过去的一周内接受过其他疫苗治疗(比如同时接种抗病毒或抗细菌疫苗的患者,最后一次脱敏注射和接种疫苗的时间应至少间隔 1周);大量接触过敏原或鼻炎发作需另外药物控制。

(陆丽华　邵　莉)

32. 脱敏治疗与对症药物治疗怎样合理应用

脱敏治疗本质是激发患者自身对于过敏原的免疫耐受,相当于免疫接种治疗,是针对疾病发病原因的病因治疗,也是目前唯一能改变疾病自然进程的治疗方法。只要选用正确的疫苗、严格掌握适应证,脱敏治疗可显著改善过敏症状、减少药物使用以及提高患者的生活质量。脱敏治疗不能马上缓解症状,起效较慢,需要达到一定的过敏原刺激浓度才能逐步起效。针对症状的药物治疗,属于非特异性治疗,目的是减轻或阻断疾病的症状,控制疾病的进一步发展,但对于疾病的自然病程是无法改变的。一般起效迅速,缺点是没有持久疗效,只是在用药的当时起效。过敏性疾病常用的药物有抗组胺药、抗白三烯药、吸入性糖皮质激素药物等,以及用于缓解症状的药物,如支气管舒张剂、止痒剂和止痛剂等。

脱敏治疗和对症药物治疗所要达到的目的不同,应该根据需要选择使用。在治疗中也需要将脱敏治疗和对症药物治疗互相配合,当症状改善病情稳定时,才能进一步接受针对性的脱敏治疗。

(陆丽华　邵　莉)

33. 什么是过敏性疾病的三级预防

过敏性疾病是慢性疾病,治疗时间比较长,根治相当困难,预防是应对过敏及过敏性疾病的关键和重点。根据过敏发展进程及过敏状况,过敏性疾病的预防可分为三级。

(1) 一级预防:即初级预防,是针对健康人群,在过敏症状出现之前进行预防,不让过敏发生,包括预防高危儿童发生过敏性疾病。具体措施包括坚持纯母乳喂养 4~6 个月,过敏体质的孕妇需从妊娠开始回避过敏原,尽量不吃或少吃致敏性的食物,直至哺乳结束。如父母罹患鼻炎、哮喘等过敏性疾病,应进行相应过敏及过敏原检测,预测并评估未来孩子罹患过敏性疾病的可能性,及时采取必要的干预措施。高危儿童应避免接触空气中的过敏原如尘螨、宠物皮毛屑、真菌等,减少被动吸烟。食物应高温煮熟,以破坏其致敏原,减少致敏的机会。适当减少海鲜、奶制品、禽类的摄入,辅以新鲜水果和蔬菜,尽可能少食人工合成食物。加强锻炼,防止病原微生物对人体的侵害。

(2) 二级预防:是指针对已经发生过敏的患者,采取有效措施防止过敏症状发生,早发现、早诊断、早治疗。要了解过敏性疾病的防治知识,通过筛选性检查确定过敏原和致敏状态,并尽量避免接触。同时,采取药物对症治疗,在医生指导下针对过敏原进行脱敏治疗。

(3) 三级预防:是指针对过敏患者采取有效的治疗方案,防止病情恶化和减少疾病对生活、工作和学习的影响。可采取的措施包括缓解期的治疗,家里备有紧急缓解症状的药物和必要的雾化吸入装置,定期寻求专业医生的指导(用药、饮食、生活习惯、运动等),如需要还可以寻求心理医生的帮助,缓解焦虑的情绪,有过敏症的患者选择职业时需进行职业咨询等。

(卢燕鸣)

34. 孕产与过敏关系如何

在妊娠期,女性身体会发生一系列的生理变化。这些变化包括内分泌功能、呼吸功能、血液循环、水电解质的代谢、能量代谢的改变等,都会影响过敏性疾病的发生和严重程度。一般认为,妊娠和分娩会增加女性的体能负担,对于有过敏史的女性而言,这是一个考验。妊娠时,子宫不断增大,使孕妇横膈膜上抬,会影响呼吸。孕妇内分泌功能在妊娠期发生复杂变化，由于多种激素的不平衡，有的舒张支气管，缓解哮喘，也有的会加重病情。有些妇女虽然哮喘已停发多年，或怀孕前从未得过哮喘，但因产后失血过多、受寒等导致身体虚弱、免疫功能低下出现感染或因精神障碍等，都可诱发哮喘，必须引起足够重视。因此，孕妇要从孕期开始就要加以注意，避免怀孕期间某些病毒感染（如风疹、感冒）、食物或某些药物等经胎盘到胎儿的血液循环中，使胎儿致敏。

（徐艳华　王莲芸）

35. 儿童过敏性疾病会随着年龄变化而变化吗

儿童主要的过敏性疾病包括支气管哮喘、过敏性鼻炎、过敏性结膜炎、特应性皮炎以及食物过敏等，但通常并不是所有病症同时出现。在不同的年龄阶段可表现出不同的症状，随年龄的增长，有些过敏症状可以缓解，也可能被其他症状代替，在不同的时期、地点和环境下，过敏症状还可以相互"转换"。比如，在出生后第一年内主要以特应性皮炎和食物过敏为主，随着年龄的增长，可逐渐发展为过敏性哮喘、过敏性鼻炎、过敏性结膜炎等。婴儿期的食物过敏主要表现为皮肤湿疹、呕吐、腹泻甚至便血，大约 2 岁以后大部分症状消失，4～5 岁后开始出现吸入性过敏原（尘螨、花粉、真菌、动物皮毛屑等）致敏，表现为呼吸道的过敏，如哮喘、过敏性鼻炎等。

研究证实，一半以上的湿疹患儿可能会发展为哮喘，婴幼儿期发生食物过敏可能会增加少儿期发生呼吸道过敏性疾病的危险性。鼻炎与哮喘的相关性非常强，80％左右的哮喘伴发鼻炎，1/3 左右的鼻炎伴随哮喘。也有研究显示，儿童单一过敏在 4 年后发展为多种过敏的概率非常高。

伴随着儿童年龄的增长，过敏性疾病的表现会发生阶段性变化，各系统持续地出现不同过敏症状的现象，被称为过敏进程。目前，脱敏治疗（SIT）被认为是唯一能够缓解症状、改变过敏性疾病自然进程的治疗方法。

（卢燕鸣）

36. 过敏会有死亡风险吗

严重的过敏反应会导致严重的、迅速发生的全身过敏反应，有导致死亡的风险。多种原因可诱发严重过敏反应，但也可没有任何征兆而突然发生，常表现为多系统症状,需要紧急治疗。世界各地严重过敏反应的发生情况有较大差异。有研究认为,成人严重过敏反应的年发生率为(10～30)/100000 人,危及生命的严重过敏反应的发生率约为前者的 50％,儿童可高达 6 倍。

常见的诱因包括药物、食物、昆虫叮咬、乳胶接触、运动等。药物是成人较多见的诱因,而儿童多见的是食物引起的严重过敏反应。严重过敏反应的危险因素有哪些呢? 从年龄来看,婴儿、青少年、老人是危险人群。婴儿因主诉不清,难以识别并及时做出诊断。患有哮喘的青少年生活中未严格避免致敏食物,未携带肾上腺素笔,疾病发生或因得不到及时处置而发生致命危险。老人常有伴随疾病,服用镇静剂、催眠药、抗抑郁药等药物会影响疾病诊断,如服用 β 受体阻滞剂、血管紧张素转化酶抑制剂会增加过敏反应严重程度,伴随心血管疾病、过敏性疾病等症状会更加严重,增加发生严重或致命过敏反应的风险。其他因素如运动、接触冷空气或冷水、急性上呼吸道感染、情绪紧张等,也可以增加严重过敏反应的风险或者加重其病情。

(杭晶卿)

—— 专家简介 ——

杭晶卿

杭晶卿,上海市普陀区人民医院呼吸内科主任,主任医师。现任中国医师协会变态反应医师分会委员、上海市医学会呼吸病学专科分会委员、上海基层呼吸疾病防治联盟执行主席等。擅长慢性呼吸道疾病诊治。

37. 如何判定发生严重过敏反应

严重过敏反应是一种严重的系统性反应,可累及呼吸和循环系统。如果得不到及时救治,可迅速进展且有潜在致死性。症状往往出现在与过敏原接触后 2 小时内。药物引起的严重过敏反应是成人最常见的触发因素,常在用药后 5～10 分钟发作。最常见的过敏药物包括抗生素、非甾体类抗炎药物、肌肉松弛剂、含碘造影剂及生物制剂等。抗生素中较常见的是青霉素、头孢菌素等。食物是引起严重过敏反应的另一个主要原因,在儿童中更为常见,发作时间大多数在进食 30 分钟内。儿童最常见的致敏食物包括牛奶、鸡蛋、花生、大豆、小麦、鱼类等,成人最常见的致敏食物有花生、坚果、鱼及贝壳类食物等。昆虫叮咬引起的严重过敏反应发病更快,致命反应 96％ 发生在叮咬后 30 分钟内。常见昆虫种类包括膜翅目昆虫,如蜜蜂、小黄蜂、大黄蜂、胡蜂以及蚂蚁等。乳胶引起的严重过敏反应少见,生活中可能接触乳胶手套、气球、球拍的手柄、安抚奶嘴等含乳胶用品,与某些食物有交叉过敏,如香蕉、猕猴桃、木瓜、鳄梨、土豆和番茄等。运动也可引起严重过敏反应,称为食物依赖运动诱发的严重过敏反应,50％的病例与食物有关,食物常为共同触发因子,发生时间常在进食某些食物后 2～4 个小时内进行运动时发生。不进食相关的食物时运动,或进食后数小时不运动,就不会发生过敏症状。

在接触过敏原并符合以下 3 种情况之一,即可诊断为严重过敏反应。

第一种情况,在接触已知变应原后数分钟至数小时出现血压降低。

第二种情况,接触可能的过敏原后数分钟至数小时内出现以下症状 2 项以上。①皮肤、黏膜症状(如全身荨麻疹、瘙痒或潮红,唇、舌、悬雍垂水肿)。②呼吸道症状(如呼吸困难、喘息、缺氧等)。③血压下降或伴随症状(如晕厥、大小便失禁等)。④持续消化道症状(如腹部绞痛、呕吐等)。

第三种情况,数分钟至数小时内急性发作的皮肤、黏膜症状,并伴以下至少 1 种症状：①呼吸困难、喘息、低氧等。②血压下降或晕厥、大小便失禁等。

(杭晶卿)

38. 发生严重过敏反应时如何紧急处理

多数严重过敏反应,尤其是儿童,具有皮肤症状或体征,尤其是手掌、足底、头部的瘙痒,可能是严重过敏反应即将发生的早期征兆。不过,缺乏皮肤表现并不代表不会进展为严重过敏反应。儿童与成人的临床表现有所不同,除皮肤黏膜症状外,儿童以呼吸道症状为主,而成人以循环系统症状为主,多表现为低血压。

呼吸系统表现为喉头水肿造成的上呼吸道症状,如喉鸣、发音障碍、失声等,下呼吸道症状如支气管痉挛所致喘息。心血管系统症状和体征可表现为不安、焦虑,脸色苍白或脸红、低血压、心动过速等。对低血压的代偿性心动过速被认为是特征性的表现,在任何皮肤症状出现前可突然出现伴心血管性虚脱的心动过缓和心跳停止。胃肠道症状可表现为腹痛、呕吐和腹泻等。

严重过敏反应可以是致命的,可以在任何时间、任何地点发生。在医务人员到达现场之前及时进行救治可挽救患者的生命。当发生严重过敏反应时,不要等待出现好转,必须即刻拨打"120"急救电话,立即呼救,同时评估呼吸、循环功能障碍及暴露的环境。患者的死亡大多是因为严重的支气管痉挛、窒息或血压突然下降引起休克。首先是远离或停止接触可疑过敏原,在虫咬肢体上端(回心血液方向)用布带等结扎,10～15 分钟放松一次。下肢叮咬可以仰卧位,抬高下肢,如果呼吸窘迫,取端坐位,如意识不清、呕吐,需侧卧位以保持呼吸道的通畅。一旦呼吸停止、心脏骤停,应立即进行心肺复苏术。

肌内注射肾上腺素仍然是治疗严重过敏反应的一线方案。一旦发生严重过敏反应,应第一时间给予肾上腺素救治。如患者自身携带预充式肾上腺素笔,在大腿中外侧肌内注射。抗组胺药物如苯海拉明虽然对皮肤瘙痒、荨麻疹等皮肤相关症状有一定疗效,但无法解除气管痉挛、休克,而且起效缓慢,口服药物后至少 1～2 个小时才会起效。应尽快将患者送往医院急诊室,即使患者症状有改善也必须送医院治疗。

(杭晶卿)

39.　如何避免严重过敏反应

首先,认识变应原或过敏原非常关键。分析发病前 2 个小时进食的所有食物,分析发病时所使用的药物是否有交叉过敏,除食物、药物外,应注意是否被虫蜇刺,是否有进食后运动,是否接触过乳胶手套或乳胶制品等。其次,多数严重过敏反应是免疫球蛋白 E(IgE)介导的,可以去医院通过检测特异性 IgE 抗体,帮助识别过敏原,明确的病史结合皮肤点刺试验或特异性 IgE 抗体检测阳性可以得到诊断。避免再次接触过敏原至关紧要,以预防再发。避免食物过敏原的主要原则是避免交叉过敏、食物污染和间接暴露。隐性的食物过敏原是危及食物过敏者生命的首要危险因素。购买食品时要仔细阅读商品标签,避免过敏成分,改变饮食习惯时要警惕可疑食物。学校、托儿所、亲朋好友家里以及餐馆进食可能会让患者无意间接触到过敏原。避免在进食可疑食物后 4 个小时内运动,也不要单独运动。在室外活动时避免穿鲜亮的衣服,不要吃甜食或喝饮料,以免吸引蜜蜂和黄蜂。有严重过敏反应的患者建议用合适的昆虫毒液进行过敏原免疫治疗(脱敏治疗)。

多数严重过敏反应发生时大多远离医院。许多国家供应肾上腺素笔,可能会发生严重过敏反应的危险人群应随身携带,以备自救。我国目前尚没有供急救使用的预充式肾上腺素笔,因此一些机构如基层医院、卫生保健院的医务人员,托幼机构、学校等的老师、保育员以及饭店工作人员宜接受相关的教育和培训,懂得如何采取急救措施,以利于针对严重过敏反应开展紧急救护。

(杭晶卿)

呼｜吸｜篇

40. 呼吸系统有哪些疾病与过敏有关

呼吸道以咽喉作为分界点分为上呼吸道（包括鼻部、咽部）和下呼吸道（指气管和支气管），上下呼吸道并不隔离，是密不可分的人体与外界气体交换的完整通路。这就导致了在呼吸道疾病中两者的相似性，尤其是过敏性呼吸系统疾病。总的来说，呼吸系统过敏主要包括过敏性鼻炎、过敏性鼻窦炎、过敏性咽喉炎、过敏性哮喘等。此外，呼吸系统少见的过敏性疾病还包括肺实质的过敏性炎症，如过敏性肺炎、过敏性肺曲霉菌病等。过敏性疾病的发病机制都与接触过敏原后导致的过度过敏性炎症反应有关，上述疾病的临床表现不同，但机制类似。

以过敏性鼻炎合并过敏性哮喘为例，两者在发病机制、诱发因素等方面都有共性。哮喘合并有过敏性鼻炎的患者比例为 $50\%\sim70\%$。临床上会发现，鼻炎重了，哮喘也会重，鼻炎控制好了，哮喘也会减轻。因为鼻部的炎症物质、分泌物会随着呼吸，尤其是睡眠时流入下呼吸道，刺激气管和支气管，诱发和加重下呼吸道的过敏性炎症，若过敏性鼻炎未能得到及时正确的治疗，将成为哮喘反复发作的导火索，使哮喘迁延不愈。对哮喘的治疗，尤其是对顽固性哮喘，不仅仅只治疗哮喘本身，必须仔细分辨是否合并过敏性鼻炎，如有应积极施治。

（汤　葳）

41. 过敏性哮喘有哪些外因与内因

从个体中来说，过敏性哮喘的病因有较大差异，但大体上分为吸入性过敏原、食物过敏原和药物等，可分为外因和内因两种。

外因，即进入人体后可导致部分人的免疫系统发生异常反应的外部过敏原或称变应原。大多是一些大分子物质，如某种蛋白质或多肽等，有食物（小麦、花生、大豆、坚果类、牛奶、鸡蛋、鱼和甲壳类动物等，由食品过敏引发的过敏性疾病占 90% 左右），吸入物（花粉、屋尘、螨等），微生物（真菌、细菌等）以及昆虫毒液、药物（如青霉素、磺胺类药等）、异种血清和物理因素等，通过食入、吸入、接触及注射等途径进入体内。大分子物质直接作为抗原、小分子物质（半抗原）可以与体内的某些物质结合，形成新的抗原。过敏原第一次进入体内后可造成人体的致敏状态，当这些物质再次进入体内后便会导致过敏反应的发生。激发免疫系统的异常活动，最终造成一系列过敏性伤害。

内因就是一些人的"过敏体质"。过敏体质是指某类人群的免疫系统存在缺陷，他们的免疫系统异于常人，容易做出"不辨敌友、无端攻击"的举动来，从而导致过敏的发生。过敏性疾病多具有遗传性，如果双亲都有过敏性疾病，其子女发生过敏性疾病的可能有 75％，其中 50％在出生后前 5 年发生，随着年龄的增长，过敏的发生会逐渐减少。近年来，随着工业化、城镇化、全球化进程不断加快，人们的生活方式不断改变，生活和工作压力不断加剧，以及食品的种类和加工工艺越来越复杂，许多原本不过敏的人可能逐渐成为过敏体质者，潜在过敏人群不断扩大。同时，随着科技、医疗水平的提高，许多原来未认识到的过敏现象也被揭示出来，这也是当前过敏性哮喘发生越来越多的一个原因。

（汤　葳）

42. 过敏性哮喘如何综合性治疗

过敏性哮喘的综合治疗包括清除过敏原（防）、哮喘的规范化阶梯治疗以及适合患者的脱敏治疗（治）两个方面。

首先必须知己知彼，也就是明确自己是否为过敏性哮喘，什么物质诱发自己的哮喘，这就需要科学的诊断方法和仔细的自我观察。

科学的诊断方法包括过敏原的体内、体外诊断方法（过敏原点刺为经典的体内诊断方法，特异性 IgE 抗体检测是最为常用的体外诊断方法），还可以通过外周血嗜酸性粒细胞计数、总 IgE 抗体水平的血清学检测来判断是否属于过敏体质。判断还需要与临床症状结合，比如，吃什么食物、药物或者闻到什么气味等易诱发哮喘，从而综合评判是否属于过敏性哮喘。对于过敏性哮喘，过敏原的防护是很重要的一步。明确了过敏物质后应尽量远离或清除。

第二个方面是哮喘的治疗。长期规范地以吸入激素为基础的阶梯化药物治疗和反复评估的管理模式适合于哮喘患者，过敏性哮喘患者如果仅有单一物质过敏（如国内最为常见的尘螨），可以考虑在哮喘控制或者部分控制的前提下开始特异性免疫治疗（即脱敏治疗）。

脱敏治疗的适宜人群包括中重度鼻炎和轻中度哮喘的患者，建议避开过敏季节，并在哮喘和鼻炎药物基本控制的基础上开始脱敏治疗。过敏性哮喘和过敏性鼻炎是一对"难兄难弟"，脱敏治疗在治疗过敏性哮喘的同时，也可以对过敏性鼻炎有很好的疗效。还有一点必须提醒注意，重度过敏性哮喘患者由于病程长，气管均已经产生了重构（即结构破坏），脱敏治疗本身具有一定风险。

（汤 葳）

43. 哮喘患者怀孕后应该注意什么

很多患哮喘的女性担心怀孕后病情会加重，药物治疗会不会影响母子健康？据统计，约 36％的哮喘孕妇在妊娠期间哮喘减轻，41％无明显变化，23％的哮喘患者可能出现病情加重，仅少数情况会影响孕妇和胎儿。怀孕过程中哮喘病情的变化，可能与孕妇体内激素分泌的变化有关。哮喘患者怀孕后应该注意什么呢？首先，应该请哮喘专科医生评估、明确哮喘控制状态，确保哮喘完全控制，提高妊娠的安全系数。其次，明确自身过敏原，尽可能减少与过敏原的接触。孕妇要避免受到"二手烟"的危害。应特别注意预防感冒，注意气管保护，减少各种过敏原刺激，注意室内湿度和温度，在空气中过敏原浓度增高或雾霾天气避免外出或户外活动。最后，也是最关键的一点是强调合理、规范化用药。

一些长期吸入糖皮质激素的哮喘孕妇不建议突然停药。目前，从孕妇和胎儿安全角度考虑，应选择安全性较高的药物，如短效支气管扩张剂首选沙丁胺醇，吸入性糖皮质激素首选布地奈德，中重度持续哮喘患者可以考虑使用长效支气管扩张剂和吸入皮质激素的联合制剂及抗白三烯类药物，氨茶碱不作为常规推荐使用，如果病情需要，应注意血药浓度的监测。只有重度且常规药物无法控制的情况下，才考虑口服或静脉使用糖皮质激素，一旦病情控制，则应尽快改为吸入治疗，有条件的家庭也可以考虑应用雾化治疗，减少应用吸入制剂时因吸气引起的不适。

（汤 葳）

44. 支气管哮喘一定要用激素治疗吗

支气管哮喘使用激素的情况分为两种。一种是慢性持续期，以吸入糖皮质激素治疗为主的长期治疗；另一种是急性加重期，以全身性短期使用激素控制哮喘炎症恶化的短期治疗。

（1）吸入性糖皮质激素对轻中度哮喘的疗效显著，并可改善肺功能、减少哮喘恶化和急性发作，全身不良反应轻，安全性高，使用也较方便，目前已作为哮喘长期维持治疗的一线用药。与传统意识上的全身使用激素有不同之处，表现为以下三方面。

首先，吸入激素的使用单位为微克，而全身性激素剂量单位为毫克，如口服激素泼尼松为 5 毫克，毫克与微克之间的换算关系是 1 毫克＝1000 微克。也就是说，即使吸入激素全部进入体内的话，吃一粒泼尼松相当于 50 喷布地耐德的剂量。

其次，虽然各种装置中吸入激素的肺内沉积率有所不同，但都维持在 15％～30％。通过吸入的方法给药可谓"有的放矢"，真正对气管发挥作用，避免全身用药的副作用。比如，100 微克布地耐德通过吸入途径给药，到达肺内发挥作用的就有 10～30 微克，发挥了强效的局部抗炎作用，其余都被呼出或经过口咽部被吞入后经消化道代谢排出。

最后，吸入激素的分子结构与全身用的激素不同，前者主要为脂溶性或部分脂溶性、部分水溶性，后者都为水溶性。气管内的细胞绝大多数含有脂质结构，易于与这些脂溶性药物结合发挥作用，且这些激素的受体主要分布在气管上皮细胞上，这样就能够保证药物在用药局部发挥作用，而全身激素必须通过血液、体液等运送和分解代谢才能到达气管局部发挥作用。因此，吸入激素是最直接的科学做法。

（2）对于严重哮喘急性发作或哮喘持续状态，就必须全身性使用糖皮质激素，常用药物包括氢化可的松、甲泼尼龙、地塞米松等，一般先静脉给药，迅速起效，待病情基本控制以后再改用口服激素，并逐渐减量乃至完全停药。

（汤　葳）

45. 过敏与雾霾有关吗

雾霾成分复杂，雾是水蒸气凝结而成，而霾是空气中二氧化硫、氮氧化物、沙尘、汽车尾气、螨虫、花粉、病原微生物等有机和无机颗粒悬浮在空气中形成的空气污染物，含有大量致敏原及对呼吸道有害物质。雾霾颗粒物直径大小不等，当被吸入呼吸道时，直径 10 微米以上的颗粒物，会被挡在鼻黏膜吸附或阻挡，直径为 2.5～10 微米的颗粒物（PM10），能够进入上呼吸道，部分可以通过咳痰排出，部分可以被鼻腔的绒毛阻挡，对人体的危害相对较小，而直径在 2.5 微米以下的细颗粒物(即 PM2.5)对人体危害最大,被吸入人体后会直接进入支气管,其中所含的致敏物质会刺激支气管,引起呼吸道的炎症反应,出现气管黏膜肿胀、黏液分泌增多、气管痉挛,导致雾霾天气很多人会出现咳嗽、胸闷。

另外,如果人体的呼吸道长期吸入含有致敏原及各种有害颗粒的 PM2.5,容易出现气道反应性升高,损伤支气管黏膜上皮细胞及其纤毛,使支气管黏膜分泌物增多,出现气管慢性炎症,导致哮喘的总体发病率和急性发作率升高。

(金美玲)

—— 专家简介 ——

金美玲

金美玲,复旦大学附属中山医院呼吸科呼吸道疾病中心主任,肺功能室主任,主任医师,博士生导师。中国医师协会变态反应医师分会副会长,中华医学会呼吸病学分会哮喘学组委员,上海市医学会呼吸病学专科分会哮喘学组副组长。擅长哮喘病等呼吸道疾病诊治。

46. 为啥紧张也会发哮喘

哮喘的发病原因很复杂,既有外部因素,也有内部因素。外部因素也就是环境因素,指过敏原、感染、气候、运动等,内部因素包括遗传、体质以及精神、心理因素等。精神和心理因素在哮喘发病中同样起着重要作用,紧张也会诱发哮喘发作。从哮喘的发病机制来看,哮喘既是由于过敏原等各种刺激因素作用于气管导致气管的慢性炎症反应,又与迷走神经、交感神经功能调节异常有关,所以神经调节也参与了哮喘的发病。紧张焦虑情绪容易导致哮喘控制不好,增加控制药物的使用。哮喘的治疗除了积极的药物治疗外,调节心身状态也很重要。保持良好心理状态,不急躁、不焦虑,同时要有良好的睡眠,容易紧张、焦虑、睡眠不好的患者可以通过心理咨询协同治疗,必要时可以用抗焦虑药物缓解焦虑紧张状态,平时要学会自我调节,控制紧张、焦虑情绪。

(金美玲)

47. 得了哮喘为啥要查肺功能

肺功能检查是通过用力吹一口气来测量一个人通气功能的简单、方便、无创的检查手段,被广泛用于哮喘、慢性阻塞性肺病等的诊断和病情评估。哮喘患者由于各种原因导致呼吸道出现慢性炎症反应,哮喘发作时气管炎症反应会进一步加重,结果气管黏膜肿胀、分泌物增多、支气管平滑肌收缩痉挛,从而出现气流受限,肺功能检测时就会表现为阻塞性通气功能障碍。当诱因去除或经过积极抗炎解痉治疗后,气管炎症好转,气流受限改善,肺功能会恢复正常。因此,哮喘患者典型的肺功能表现为可逆性气流受限。在诊断哮喘疾病时,除了有典型的哮喘症状外,还要有可逆性气流受限的客观依据,表现为阻塞性通气功能障碍,支气管舒张试验阳性,或者支气管激发试验阳性,或者呼气流量峰值(PEF)昼夜变异率>20％。因此,肺功能检查是诊断哮喘的重要客观依据。

此外,评估哮喘的严重程度、调整药物治疗方案也需要定期检查肺功能。有些患者治疗一段时间后,症状控制了,就自以为哮喘好了,常会擅自停药,这个时候复查一下肺功能,如果肺功能没有恢复正常,就不要过快减药,更不能擅自停药。

(金美玲)

48. 激素怎样使用可避免发胖

激素如果使用不当,容易导致人变得肥胖,哮喘患者往往害怕使用激素,但又需要用激素治疗来抑制气管的过敏性炎症,如何来解决这个矛盾? 当哮喘处于非急性发作期,临床上常规选择吸入激素,吸入激素直接作用于气管,局部药物浓度高,可以达到很好地抑制呼吸道炎症的效果,由于药物仅作用于气管,很少进入全身血液循环,全身不良反应很少。但是当长期吸入大剂量激素时,进入全身的剂量也会随之增加,会有一定潜在的不良反应。因此,临床上常选择小到中等剂量的吸入激素联合其他的控制药物(如吸入长效支气管舒张剂、口服抗炎药物孟鲁司特钠等)来一起控制哮喘,这样的治疗比较安全,既能控制哮喘,又能避免吸入大剂量激素或口服、静脉输注激素导致的不良反应。

当哮喘急性发作需要用口服或静脉输注激素来迅速控制哮喘症状时,由于是短期使用,一般不会导致明显全身不良反应,但是,反复需要用口服或静脉输注激素时,则会有一定的全身不良反应包括发胖等,患者不应因此而拒绝药物使用。只有积极控制哮喘,避免哮喘的急性发作,才能避免由于使用全身激素带来的不良反应。

(金美玲)

49. 你的吸入装置用对了吗

治疗哮喘，用对吸入装置非常重要，将直接影响药物治疗是否起效。下面介绍常用吸入装置的使用方法。

（1）定量气雾剂（MDI）吸入方法：①取下盖子，用力震摇气雾剂。②头后仰，将喷口放在两唇之间，牙齿轻轻咬住，口唇包围喷头，或者将喷头对准口腔，置于口腔外 2～5 厘米。③先深呼气，然后在吸气的同时揿压阀门，缓慢深吸气使药物吸入气管，尽可能屏气 10 秒钟，随后呼气。若需要多吸一剂，应等待至少 1 分钟再重新做②③的步骤。④用后将盖套回喷口上，用清水漱口，将漱口水吐出。

（2）干粉剂吸入方法：与 MDI 相比，干粉剂的吸入方法较容易掌握，因为使用干粉剂时患者处于主动吸入状态。使用干粉剂与 MDI 最大的差别是吸入动作需要用力深吸气，利用吸气时的气流把药物吸入气管。具体吸入方法可参见药物说明书或遵医嘱。

（3）雾化器吸入方法：将药液放在雾化器内，通过喷射气流使之成雾状，接上咬口，将咬口含在口腔，缓慢深呼吸，在每次深吸气后稍屏气。

以上吸入装置吸药后都要及时漱口，将漱口水吐掉，雾化吸入后还要洗脸，以除去残留在脸上的药物。

（金美玲）

50. 哮喘症状控制包括哪些方面

哮喘是一种慢性呼吸道炎症性疾病，应该说，哮喘目前还不能被根治，但是通过有效的治疗和管理可以被很好地控制，可以达到所谓的"临床治愈"。目前，《全球哮喘防治倡议》提出，哮喘治疗的目标是达到哮喘的全面控制，即不仅要控制哮喘症状，还要降低不良预后的危险因素。症状控制包括无白天症状、无日常活动受限、无夜间睡眠受影响、无需使用急救药。降低不良预后的危险因素是指无哮喘急性发作、肺功能尽可能正常、最少的药物不良反应等。国内外研究表明，经过有效的治疗，大部分哮喘患者可以达到以上目标，即全面控制哮喘，像正常人一样地生活。

（金美玲）

51. 哮喘患者为什么要避免养宠物

哮喘是呼吸道的过敏性炎症,大部分的哮喘发病与过敏有关。近年来,家庭中饲养宠物的情况越来越多,宠物过敏变得很普遍。临床上经常会遇到这样的患者,本来没有哮喘,自从养了宠物后逐渐出现咳嗽、打喷嚏、流涕,继而发展为哮喘。有些哮喘患者本来哮喘症状并不严重,养了宠物后哮喘发作越来越频繁,这可能与其原本是过敏体质有关。在哮喘的治疗原则中,除了药物治疗,避免接触过敏原非常重要,如果持续接触过敏原,会使哮喘越来越严重,哮喘控制药物也会越用越多。哮喘患者应避免饲养宠物,以减少过敏因素,从而更好地预防和控制哮喘。

（金美玲）

52. 如何用 ACT 评分管理哮喘

临床上,常用评分或简单的问卷进行病情评估,哮喘患者常用的哮喘控制测试(ACT)评分,就是一种用于监测哮喘病情的简易工具,患者不妨了解一下,并学会使用。

ACT 评分共有 5 个问题,具体如下。

(1) 在过去 4 周内,在工作、学习或家中,有多长时间哮喘妨碍您进行日常活动? 所有时间:1 分;大多数时间:2 分;有时:3 分;很少:4 分;没有:5 分。

(2) 在过去 4 周内,您有多少次呼吸困难? 每天不止 1 次:1 分;一天一次:2 分;每周 3～6 次:3 分;每周 1～2 次:4 分;完全没有:5 分。

(3) 在过去 4 周内,因为哮喘症状(喘息、咳嗽、呼吸困难、胸闷),您有多少次在夜间醒来或早上比平时早醒? 每周 4 晚或更多:1 分;每周 2～3 晚:2 分;每周 1 次:3 分;1～2 次:4 分;没有:5 分。

(4) 在过去 4 周内,您有多少次使用急救药物治疗(如沙丁胺醇)? 每天 3 次以上:1 分;每天 1～2 次:2 分;每周 2～3 次:3 分;每周 1 次或更少:4 分;没有:5 分。

(5) 您如何评价过去 4 周内自己的哮喘控制情况? 没有控制:1 分;控制很差:2 分;有所控制:3 分;控制很好:4 分;完全控制:5 分。

把以上 5 个问题的分数相加,即为总分。如总分为 25 分,说明哮喘控制得很好,为完全控制,3 个月后如果 ACT 评分一直维持在 25 分,可以降级治疗;总分为 20～24 分,说明哮喘有所控制,为良好控制,可以继续按照原来级别治疗,或者升级治疗;如总分低于 20 分,说明哮喘没有控制,应及时去医院就诊,改变治疗方案。

(金美玲)

53. 什么是过敏性咳嗽

目前,医学上尚没有明确的过敏性咳嗽的概念。部分认为,过敏性咳嗽指的是与过敏相关的咳嗽,如支气管哮喘、咳嗽变异性哮喘、嗜酸性粒细胞性支气管炎等所引发的咳嗽。此类患者多存在过敏状态,常合并过敏性鼻炎、鼻息肉等,或血液中嗜酸性粒细胞比例或 IgE 等过敏指标水平上升,治疗上除了避免过敏原之外,还需要应用 H_1 受体拮抗剂或局部糖皮质激素治疗。上述疾病的预后有所差异,咳嗽变异性哮喘如不正规治疗,1/3 左右的患者将出现喘息症状,进展为典型支气管哮喘。嗜酸性粒细胞性支气管炎可能出现气流受限,进展为哮喘或慢性阻塞性肺病。

(余　莉)

—— 专家简介 ——

余　莉

余莉,同济大学附属同济医院呼吸科主任医师,医学博士,副教授,硕士生导师。上海市医学会呼吸病学专科分会青年委员,上海市呼吸病研究所咳嗽研究室副主任。擅长慢性咳嗽和哮喘等诊治。

54. 过敏会引起肺炎吗

过敏可能会引起肺炎,即外源性变应性肺泡炎,也称为过敏性肺炎,是由反复吸入有机粉尘或化学活性物质所引起的免疫介导的肺部疾病。已证实有多种过敏原可引起本病,多为职业性抗原接触而发病,依据抗原不同可称为农民肺、蔗尘肺、蘑菇工人肺、饲鸽者肺、化学工人肺等,近年来出现湿化器肺、空调肺等。

急性型过敏性肺炎常在接触抗原后 4～8 小时发病,表现为发热、畏寒、咳嗽和呼吸困难,全身肌肉和关节酸痛。脱离抗原之后,数小时内症状可缓解,但完全恢复需几周。亚急性者可咳嗽和呼吸困难持续数日至数周,演变为慢性后,可出现进行性活动后呼吸困难、咳嗽、乏力和体重下降,可达数月至数年,最终可发展为呼吸衰竭。早期及时诊断并避免接触抗原是关键,糖皮质激素治疗可以缓解和消除急性加重期症状。

（余　莉）

55. 嗜酸性粒细胞性肺炎是怎么回事

嗜酸性粒细胞性肺炎是一组病因明确或尚未明确,以嗜酸性粒细胞浸润为特点,常伴周围血嗜酸性粒细胞增多的疾病,病因包括寄生虫、药物、化学过敏物质、真菌等,但大多数嗜酸性粒细胞性肺炎病因不明。症状和体征可轻微,也可危及生命。可伴低热、轻度咳嗽、喘鸣和静息时呼吸困难,如未治疗,慢性嗜酸性粒细胞性肺炎常呈进行性发展直至危及生命,类似急性嗜酸性粒细胞性肺炎。患者外周血常有明显增高的嗜酸性粒细胞(20%～40%,有时更高),胸部 X 线检查表现为不同肺叶的游走性浸润病灶。本病有时可为自限性,呈良性,不需治疗。如由寄生虫感染引发的,应使用驱虫药,真菌感染的则需抗真菌治疗。如症状严重,使用皮质类固醇类药物疗效理想。

（余　莉）

56. 检测呼出气一氧化氮（FeNO）有什么意义

一氧化氮(NO)是人体产生的一种生物调节因子,呼气一氧化氮包括了饮食分解、环境吸入、呼吸道产生、心血管及胃食管产生等。人体的整个呼吸道都能产生一氧化氮,呼吸道产生包括了上呼吸道和下呼吸道产生的一氧化氮,来自上呼吸道(包括副鼻窦)的比下呼吸道高 100 倍以上。目前,FeNO 作为检测气管炎症,尤其是嗜酸性粒细胞性炎症的无创手段已广泛应用。对于评估哮喘患者的气管炎症,尤其是应用吸入激素治疗后判断疗效或预测哮喘患者对吸入激素的有效性有很好的临床价值。对于慢性咳嗽患者,如嗜酸性粒细胞性支气管炎、过敏性咳嗽等,尽管对于确诊没有帮助,但是对于病情随访、监测气管炎症有较好的作用,尤其是对于无法留取诱导痰或者无相关设施的医疗机构更为有用。

（余　莉）

57. 支气管激发试验有什么作用

　　支气管激发试验是用来检测气道高反应的一种方法。一般情况下，采用标准雾化器雾化吸入一定量的激发剂，比较吸入药物前后的肺功能指标，如第一秒用力呼气量（FEV1）、呼气流量峰值（PEF）等的变化来判断支气管收缩程度，以此测定气道反应性，再通过刺激物的量化及相应的反应程度，判断气道高反应的程度。对于需要明确尚未出现气流受限的稳定期哮喘或咳嗽变异性哮喘的诊断及疗效判断等均有重要的意义。按刺激物不同，可分为特异性和非特异性激发试验。非特异性激发试验包括吸入激发试验、运动激发试验和二氧化碳过度通气激发试验。其中，吸入性激发试验采用醋甲胆碱、组胺、高渗盐水、蒸馏水、甘露醇等物质作为激发物的激发试验，目前临床上一般使用组胺或者醋甲胆碱作为激发物。特异性支气管激发试验则是指吸入过敏原提取液，其目的在于通过观察吸入可疑过敏原后的气道反应程度，确定患者是否对某种吸入性过敏原过敏，常用特异性吸入剂包括尘螨、真菌、花粉等。尽管此方法具有特异性强、敏感性好的优点，但是由于特异性过敏原的刺激可能导致部分患者出现轻微的哮喘发作，故目前临床上仅用于科研。

（余　莉）

58. 抗生素能治疗哮喘吗

　　支气管哮喘是由多种炎症细胞、炎症介质所介导的呼吸道慢性炎症性疾病，因此哮喘患者需要坚持长期规则的抗感染治疗。平时人们所谓的"消炎药"，即抗生素，是针对细菌感染的药物，并非针对支气管哮喘的抗感染治疗药物。稳定期哮喘的抗感染需要吸入糖皮质激素和/或白三烯受体拮抗剂。稳定期的哮喘绝对不需要抗生素治疗，急性发作期的哮喘需要根据情况而定。当呼吸道细菌感染诱发哮喘急性发作，出现黄痰、发热等症状时，需要用抗生素治疗。此外，当哮喘患者急性发作全身应用大剂量糖皮质激素导致继发细菌感染，也需要应用抗生素。如果哮喘诱因为过敏或呼吸道病毒感染，抗生素非但无效，反而可能对抗生素发生过敏反应，加重哮喘病情。总体而言，哮喘的治疗多数情况下不需要抗生素。

（余　莉）

59. 真菌过敏性哮喘是怎么回事

我们知道,真菌是一种常见和重要的室内外过敏原。真菌主要以菌丝和孢子的形式存在,它们都能够引起过敏,其中以孢子的致敏性最强。由于孢子及菌丝碎裂后的片段非常小,通常只有几百微米不等,可以长时间停留在空气中,并通过风力四处播散,所以真菌主要通过吸入途径进入人体而导致疾病的发生,食用霉变及真菌污染的食物以及需经发酵或酿制的食品、直接接触、注射通过真菌生产的抗生素等途径,也可进入人体引起发病。

真菌过敏的患者在吸入或者食入真菌过敏原后导致哮喘发作,称为真菌过敏性哮喘,是支气管哮喘中比较常见的一种类型。这种真菌的侵入是非感染性的,真菌在气管内的逗留时间较短且可被气管内的巨噬细胞等所吞噬,故症状往往是一过性和可逆性的,但由此可以触发一系列的免疫反应,如迟发相哮喘反应中的呼吸道过敏性炎症等。

(张锋英)

—— 专家简介 ——

张锋英

张锋英,上海市普陀区人民医院呼吸内科副主任医师,上海市医学会变态反应专科分会委员。主要擅长支气管哮喘、慢性阻塞性肺病、慢性咳嗽等的诊治。

60. 哪些药物可能引起哮喘

药物引起哮喘急性发作或病情加重的情况并不少见,除了医生需要掌握这方面的知识外,哮喘患者也需要了解,以避免使用容易引起哮喘的药物。

(1)解热止痛药:阿司匹林引起的哮喘,多发生在30~50岁,以妇女或有鼻息肉、神经性鼻炎及增生性鼻窦炎的患者居多。吲哚美辛诱发的哮喘,可出现在用药后15分钟左右。氯苯那敏、布洛芬、保泰松、甲芬那酸、氟芬那酸、萘普生、双氯芬酸和吡罗昔康等也不能忽视,因为它们均会抑制体内前列腺素合成而导致哮喘的发生。

(2)镇咳药与镇痛药:可待因、吗啡与喷他佐辛等均有促进体内组胺释放的作用,可引起支气管痉挛而发生哮喘。

（3）降血压药：如利血平、胍乙啶等，可导致哮喘或使哮喘恶化。

（4）抗心律失常药：如普萘洛尔、阿普洛尔、吲哚洛尔、氧烯洛尔等，可使支气管平滑肌收缩、呼吸道阻力增加，诱发哮喘，甚至会加重哮喘病情。

（5）利尿剂：如呋塞米、依他尼酸、螺内酯、氢氯噻嗪等，若长期应用，可使痰液黏稠度增加，导致排痰障碍。

（6）抗胆碱酯酶药：如新斯的明、溴吡斯的明、安贝氯铵及加兰他敏，可激发或加重哮喘。

（7）抗生素与生物制剂：如青霉素、链霉素与菌苗、疫苗、抗血清、抗毒素及酶制剂等，均属于抗原或半抗原。对于抗生素过敏的人而言，当其进入人体后，即与相应的抗体结合，造成支气管平滑肌强烈而持久地收缩，以致发生哮喘。

治疗哮喘过程中，忌滥用平喘药。异丙肾上腺素气雾剂平喘效果好，患者乐于使用，但如果用药过量，可致支气管痉挛，引起心动过速、心律失常，有时也可引起心脏骤停，带来严重不良后果，必须引起重视。

哮喘患者长期使用糖皮质激素，可产生依赖作用，特别是心理上的依赖性，会带来激素减量或停药上的困难。长期使用激素，还可引起胃溃疡、糖尿病等副作用。麻黄碱有引起焦虑失眠、血压升高等副作用，伴有高血压、动脉硬化或正在服地高辛的哮喘患者忌用。氨茶碱常引起恶心、呕吐、失眠，注射用药更易产生胸闷、心悸等副作用，伴有冠心病、心律失常、低血压及甲状腺功能亢进的哮喘患者亦应慎用。

（商　艳）

—— 专家简介 ——

商　艳

商艳，海军军医大学附属长海医院呼吸内科副主任医师、副教授、硕士生导师。中华医学会呼吸病学分会哮喘学组委员、中华医学会变态反应学分会呼吸学组委员、上海市医学会呼吸病学专科分会哮喘学组委员等。擅长哮喘等慢性呼吸道疾病诊治。

61. 哮喘患者能打疫苗吗

疫苗在感染性疾病的防治中起着重要的预防作用，很多哮喘患者对能否打疫苗存在疑问，主要是担心生物制品的过敏问题。疫苗类生物制品大多都是从鸡蛋、细菌中培养提炼出来的，它们会不会引起过敏，主要是看制剂纯度的高低，现在使用的疫苗安全性较高，一般人都可以接种，当然也包括哮喘患者，但如果患者存在对卵清蛋白过敏，则不宜接种疫苗。

　　哮喘是接种疫苗的相对禁忌证。哮喘患者合并上呼吸道感染或出现发热等急性感染情况时，不推荐接种疫苗。哮喘急性发作期出现明显喘息、咳嗽、气促、胸闷等症状，尤其是全身应用糖皮质激素时，应暂缓接种疫苗。哮喘的缓解期，已长期吸入哮喘药物且健康情况较好时，可以考虑进行疫苗接种。

（商　艳）

62. 哮喘"好了"能停药吗

　　哮喘是一种慢性疾病，不发了，不等于哮喘治愈了。哮喘治疗过程是漫长的，甚至需要终身用药。很多患者一旦病情缓解就不能坚持用药，这样很容易造成病情的反复。因此，虽然哮喘不发了，但呼吸道的慢性炎症仍然存在，需长期维持使用相关药物。

　　哮喘经过有效的治疗，咳嗽、喘息、胸闷、气促的症状较之前明显改善，许多患者认为病"好了"，但患者所谓的"好"，并不等同于哮喘的完全控制，并未控制得像想象中的那样好。例如，与同龄人相比，同样运动强度下，容易出现疲倦、劳累；运动、哭、笑后易出现咳嗽、喘息、气促；夜间睡眠不佳等。哮喘即使"太平无事"，也需要 1～3 个月到哮喘专病门诊随访。医生会进行专业的评估，比如，哮喘症状目前是否可控？白天、夜间活动后是否有症状？哮喘药物使用的剂量及次数是否需要调整？一般每三个月需要复查肺功能和呼出气一氧化氮，这是动态监测哮喘病情的指标，能够预示哮喘未来发作的风险。因此，哮喘症状得以控制后，仍需坚持用药，定期到正规医院哮喘专病门诊随访，待医生对其病情评估后，遵医嘱决定药物的减量及停用与否。

（商　艳）

儿｜童｜篇

63. 儿童过敏有哪些特殊症状

儿童过敏有一些表现容易与其他疾病混淆，家长需要了解儿童过敏的常见临床表现，以便在宝宝出现相关症状时，及时正确处理，避免出现严重过敏反应或长期过敏影响宝宝的生长发育。

（1）胃肠道症状：宝宝反复呕吐、腹泻、便秘或腹泻与便秘交替、顽固性肠绞痛以及便血。胃肠道症状主要出现在 3 岁以内的婴幼儿，尤其是 6 个月内的宝宝添加配方奶粉之后，部分宝宝会出现频繁吐奶、哭闹不安、腹泻、便秘，甚至大便中可见鲜血等胃肠道过敏的表现，停用配方奶后上述症状消失，再次食用又出现，这是因为配方奶中的蛋白质导致了宝宝过敏，过敏体质的宝宝无法消化这些蛋白质，一旦服用就会出现肠壁充血、肠胀气，6 个月以内的小宝宝，其肠壁神经本身发育就不成熟，肠蠕动不规则，肠胀气时易导致肠绞痛，宝宝剧烈哭闹，不停蹬腿或身体蜷缩，无法安抚，一般持续数小时之久。部分宝宝以便血为主要表现，大便中混有少量的鲜血，一般无发热、呕吐等感染性腹泻的症状，这是因为摄入的外源性蛋白质引起的以直肠、结肠炎性改变为特征的免疫介导的肠道过敏反应，导致了肠道出血。轻者仅有便血、便秘及肠胀气等胃肠道症状，严重者可以发生营养不良、低蛋白血症、贫血等，影响儿童生长发育。由于临床表现的多样性，以及目前对儿童过敏性结肠炎缺乏足够敏感和特异的单一实验诊断方法，儿童便血时需注意与维生素 K 缺乏症、坏死性小肠结肠炎、急慢性细菌性肠炎、炎症性肠病、肠道息肉、肠套叠、回肠憩室等疾病相鉴别。

（2）皮肤症状：湿疹、唇或眼睑血管性水肿、非感染性荨麻疹。湿疹俗称"奶癣"，起病大多在出生后 1～3 个月，6 个月以后逐渐减轻，1 岁半以后大多数患儿逐渐自愈，一部分患儿延至幼儿或儿童期，病情轻重不一。皮疹多见于头面部，如额部、双颊、头顶部，以后逐渐蔓延至颏、颈、肩、背、臀、四肢，甚至可以泛发全身。初起时为散发或群集小红丘疹或红斑，逐渐增多，并可见小水疱，黄白色鳞屑及痂皮，可有渗出、糜烂及继发感染。因瘙痒，患儿烦躁不安，夜间哭闹，影响睡眠。湿疹病变多在表皮层，愈后不留瘢痕。

（3）呼吸系统症状：主要为非感染性流涕及鼻塞、慢性咳嗽及喘息。3 岁以后儿童多见，咳嗽持续 4 周以上，表现为夜间和或清晨发作性咳嗽，运动后加重，以干咳为主，无发热、肺部啰音等感染性表现，经长期抗生素治疗无效，使用支气管扩张剂有效。

（4）心血管系统症状：胸闷、心悸，严重时出现过敏性休克。

（程艳蕊）

—— 专家简介 ——
程艳蕊

程艳蕊，上海交通大学医学院附属第一人民医院儿内科副主任医师，医学博士。擅长儿童哮喘等过敏性疾病、支气管肺炎等呼吸系统疾病的诊断及治疗。

64. 不同年龄阶段儿童过敏有什么差别

过敏性疾病的发生有一定的阶段性。第一阶段：皮肤表现（湿疹、荨麻疹等）和/或消化道表现（腹泻便秘交替、频繁吐奶、顽固肠绞痛等），常在生后不久出现。第二阶段：呼吸道表现（咳嗽、喘息等哮喘症状）。第三阶段：鼻部表现（鼻塞、流涕、喷嚏等鼻炎表现）。医学上，把这种不同年龄阶段的过敏表现称为"过敏进程"。

皮疹与食物过敏是出生至 3 岁左右婴幼儿最常见的过敏问题，常表现为反复湿疹、红斑、瘙痒等皮肤症状，常常伴有咳嗽、打喷嚏、流鼻涕等呼吸道症状，厌食、腹泻或者便秘等消化道症状。婴儿的肠道免疫系统尚未成熟，容易对外来蛋白产生过敏反应。在婴幼儿期间，牛奶、鸡蛋等是宝宝最主要的食物致敏原，而其中的主要致敏物质是一种叫 β 乳球蛋白的成分，致敏性的高低主要取决于这种成分含量的多少。牛奶、配方奶、大豆配方奶中都含有这种成分。加热处理牛奶可促进牛奶中蛋白的水解，减少牛奶的致敏性。随着孩子长大，湿疹可逐渐好转乃至消失。3～7 岁的儿童以呼吸道表现为主，主要表现为咳嗽、喘憋、胸闷，部分儿童常被诊断为哮喘，需要按照哮喘正规治疗，儿童哮喘与婴幼儿期间接触食物致敏原有密切关系，接受刺激越多，宝宝越有可能患上过敏性疾病。7 岁以上的儿童以过敏性鼻炎为主，主要表现为鼻痒、鼻塞、流鼻涕、打喷嚏。

由此可见，千万不要轻视宝宝早期的过敏。比如，大约 2/3 的湿疹会自行缓解，但还有 1/3 会进入"三部曲"。过敏性疾病发展过程中，在某一时段并非只发生单一的过敏性疾病，而是几种过敏性疾病并存，单一过敏性疾病并不能完全预测未来发生其他过敏性疾病的风险。家族遗传史和/或有过敏体质者，家庭预防过敏性疾病的保护因素有：顺产、母乳喂养、适时引入其他食物、食用益生菌或益生元。若婴幼儿已有过敏性疾病应保护皮肤屏障的完整性、实施母乳喂养、改变环境因素等，可以有效地预测及预防过敏性疾病的发生和发展。根据目前的研究，尚不能完全阻止过敏性疾病进程的发生与发展。

（程艳蕊）

65. 婴幼儿出疹子是怎么回事

很多宝宝都出过皮疹，很多家长以为孩子是过敏，其实，皮疹是由很多原因造成的，不一定是过敏引起的。比如病毒、细菌、支原体感染，以及自身免疫性疾病等都有可能出现皮疹，最常见的有幼儿急疹、猩红热、系统性红斑狼疮等。过敏引起的皮疹主要有湿疹以及荨麻疹。荨麻疹俗称风疹块，是由于皮肤、黏膜小血管扩张及渗透性增加而出现的一种局限性水肿反应，临床表现为大小不等的风疹块，骤然发生，迅速消退，瘙痒剧烈，愈后不留任何痕迹。导致皮疹的疾病种类众多，家长难以区分，如果宝宝出现皮疹，家长应带宝宝到医院就诊，以明确皮疹的原因，及时对症治疗。

（程艳蕊）

66. 小儿做皮肤点刺试验有意义吗

皮肤点刺试验是将少量高度纯化的致敏原液体滴于患儿前臂，再用点刺针轻轻刺入皮肤表层的一种过敏原诊断方法。如果患儿对该过敏原过敏，则点刺部位会在 10～20 分钟内出现类似蚊虫叮咬的红肿块，发痒，或者颜色上有改变，基本上就能够确定过敏的存在。皮肤点刺试验现为欧美国家公认的最方便、经济、安全、有效的过敏原诊断方法。皮肤点刺试验疼痛感觉明显减轻，就如被蚊叮一样，婴儿可以接受，而且家长及医生可以立刻知道检验结果。但是，婴儿前臂皮肤面积较小，可点刺的数量明显低于成人，接触外界环境的范围有限，再加上免疫功能尚未完全成熟，皮肤点刺试验的敏感性较低，常有假阴性结果（即虽然没有红肿、痒感等反应，但也可能有过敏），而阳性结果的临床诊断符合率较高。过敏原皮肤点刺试验注意事项包括：①在基本无临床症状时进行；②应设生理盐水及组胺液作为阴性及阳性对照；③结果为阴性时，应继续观察 3～4 日，必要时 3～4 周后重复试验；④有过敏性休克史者禁止此类试验；⑤应准备肾上腺素注射液，以抢救可能发生的过敏性休克；⑥受试前 2 天应停用抗组胺类药物。

（程艳蕊）

67. 剖宫产出生的宝宝容易过敏吗

随着医学的发展及受各种社会因素的影响，各国剖宫产率均有所上升。在 20 世纪 80 年代，世界卫生组织提出剖宫产率应控制在 15％以下的目标，目前我国大部分城市医院的剖宫产率仍在 40％左右。研究发现，剖宫产率的提高并未相应降低母婴总体疾病发病率和病死率，相反剖宫产不仅会影响妈妈的健康，还会导致宝宝易患过敏性疾病。

剖宫产出生的宝宝免疫系统发育迟缓、过敏风险高。临床研究显示，剖宫产儿罹患过敏的风险大幅增加，无家族过敏史的剖宫产儿过敏风险增加 23％，而如有家族过敏史，剖宫产出生的宝宝过敏风险将增加 3 倍。究其原因，与剖宫产出生的宝宝肠道内的有益菌定植延迟及数量低有直接关系。自然分娩过程中，新生儿会大量吞噬羊水和妈妈产道内的有益菌，出生后 3 天左右就能建立起正常的肠道菌群，但剖宫产分娩过程是无菌的，胎儿不会接触到妈妈产道内的细菌，肠道内正常菌群的建立会延迟 1～2 周。肠道正常菌群不仅可避免食物颗粒经肠壁的渗漏，而且也利于全身免疫系统的建立和成熟，成熟的肠道菌群和免疫状态可有效预防食物过敏的发生。

剖宫产妈妈泌乳功能延迟也是致宝宝过敏的原因之一。与自然分娩的产妇相比，剖宫产妈妈泌乳会延迟 1～2 天。这对于过敏风险较高的剖宫产出生的宝宝无疑是雪上加霜，因为出生 3 天内添加过普通蛋白配方奶粉的婴幼儿发生过敏性疾病的风险是未添加者的 1.4 倍，主要原因是其氨基酸排列顺序及三维结构与母乳存在较大差异。母乳中的蛋白质对宝宝的免疫系统而言是"自己的"，而牛奶配方奶粉中的蛋白质为"外来的"，这是导致宝宝产生过敏的主要原因。此外，母乳中富含人乳独特的低聚糖，能选择性地促使肠道正常菌群的生长，从而促进肠道和全身免疫系统的成熟，帮助宝宝预防过敏。

（程艳蕊）

68. 小时候滥用抗生素会导致长大后过敏吗

抗生素主要用于治疗各种细菌感染或致病微生物感染类疾病，一般情况下对其宿主不会产生严重的副作用。有关数据显示,我国患者抗生素的使用率达到70%,是欧美国家的2倍,但真正需要使用的不到20%。其中,预防性使用抗生素是典型的滥用抗生素。很多家长一旦发现宝宝出现发热、流涕等症状,马上去医院要求医生开抗生素,即便是经过血常规化验,证实宝宝是病毒感染,不需要使用抗生素,家长仍然不放心,反复向医生强调宝宝只有服用了抗生素才有效。家长并不知道,恰恰是自己这些错误的理念和行为,为孩子以后的成长带来很大的隐患。

小时候滥用抗生素,长大后患过敏性疾病的概率明显增加。一项研究发现,2岁前的婴幼儿若使用抗生素,长大后患花粉症和湿疹的概率大大增加。该研究调查了大约40万人,以2岁前使用过抗生素者为研究对象,结果湿疹的概率增加41%,花粉症的概率增加56%。2岁前使用过两类抗生素,这种关联更为明显。早期使用抗生素会改变婴幼儿的肠道菌群,而肠道益生菌在免疫系统的成熟和平衡方面至关重要,宝宝免疫系统失衡,抗过敏反应能力减弱。只有明确是细菌感染时,才可应用抗生素治疗,家长切记不可自行给宝宝滥用抗生素。

(程艳蕊)

69. 儿童食物过敏发生概率有多大

食物过敏又称食物变态反应,是指食物进入人体后,人体对之产生的异常免疫反应,不但会导致人体生理功能紊乱,还可能引起组织损伤,累及皮肤、呼吸、消化以及心血管等多个系统。发达国家儿童食物过敏患病率为3%～6%,美国近10年来儿童食物过敏患病率上升了18%,近5年英国儿童花生过敏患病率增长了1倍。我国尚无婴幼儿食物过敏的全国患病率资料,个别地区的调查数据提示,我国儿童食物过敏患病率也呈上升趋势,如1999年重庆地区报告0～24个月婴幼儿食物过敏检出率为3.5%～5.1%,2009年再次调查显示婴幼儿食物过敏的检出率已升为7.0%～9.2%。

90%的婴幼儿时期食物过敏与牛奶、鸡蛋、大豆、小麦、花生、鱼、虾、坚果类等八类食物有关。其中,花生、坚果类过敏可持续数年,直至成年。大多数普通配方奶粉由牛奶改进而来,牛奶是婴儿最常接触和致敏的抗原,轻度牛奶蛋白过敏临床表现主要为频繁反流、呕吐、腹泻、便秘(伴有或不伴有肛周皮疹);便血和缺铁性贫血;特应性皮炎、口唇或眼睑水肿(血管性)、非急性感染、药物或其他原因所致的荨麻疹;呼吸系统症状:非感染所致的鼻后滴流、慢性咳嗽和喘息;持续性不适或腹痛(哭泣或易激惹)每天 3 小时,每周 3 次,持续 3 周以上。持续时间长或属于重度牛奶蛋白过敏反应,由于慢性腹泻、反流、呕吐、拒奶可导致发育不良;缺铁性贫血;蛋白丢失性肠病(低白蛋白血症);内镜或组织学检查确诊的肠病或重度溃疡性结肠炎;渗出性或重度特应性皮炎;急性喉水肿或支气管阻塞伴呼吸困难,甚至过敏性休克等。

所有牛奶蛋白都是潜在的过敏原,大多数对牛奶蛋白过敏的婴儿在 1 月龄之内出现症状。虽然多数食物过敏可随年龄增长而自愈,但研究显示婴幼儿期食物过敏可能会增加成人后其他过敏性疾病的发生率。

(程艳蕊)

70.　哪个阶段的婴儿更容易发生食物过敏

我们知道,儿童消化系统发育得不完善,导致儿童是食物过敏的高发人群,主要有以下两方面原因。①儿童肠壁薄,通透性高,肠道屏障作用差,肠内毒素、消化不全产物等过敏原可经肠黏膜进入体内。②儿童肠道免疫系统发育尚未成熟,口服耐受机制不完善,不能正确识别外来抗原,错误地将经消化道吸收的一些无害抗原识别为有害抗原,发生异常免疫反应。

临床门诊中,经常有家长带着小宝宝来看病,有些宝宝大便中有血丝,有些皮肤上有湿疹。医生经过检查,排除感染性原因后会告诉家长宝宝是过敏了。这时家长会很困惑,宝宝这么小,一般都待在家里不出去,怎么会过敏呢? 造成 0～1 岁婴儿过敏的原因主要是食物过敏,因为 0～1 岁婴儿饮食以奶类为主,消化道接受大量大分子的食物蛋白质,这些蛋白质容易通过尚未成熟的消化道进入体内,导致过敏,所以 0～1 岁婴儿更容易发生食物过敏。

除了皮疹,婴幼儿食物过敏的表现多种多样。排除感染因素,宝宝出现一个或同时出现两类以上下述症状,要考虑食物过敏可能: 皮肤症状,如湿疹、荨麻疹、红疹等;胃肠道症状,如腹泻、便秘、呕吐、胃食管反流等;呼吸道症状,如反复流泪、流涕、鼻塞、气喘、咳嗽、呼吸困难等。

(程艳蕊)

71.　如何发现对牛奶蛋白过敏

牛奶蛋白过敏症状多样,通常无特异性,诊断还需要医生详细询问病史、进行体格检查以及诊断试验。

　　要关注牛奶摄入与临床症状的关系，包括症状出现的年龄、进食后出现的时间，是否均与进食牛奶有关，停食牛奶后症状是否有所改善，以及最后一次出现症状的时间等。

　　医生进行体格检查时会注意消化道、皮肤、呼吸系统等的体征及全身情况，如是否有贫血、营养不良以及生长发育落后等。

　　当提示牛奶蛋白过敏时，需行做相关试验以明确诊断。诊断试验主要有皮肤点刺试验、血清牛奶特异性 IgE 抗体测定以及牛奶回避、口服激发试验。皮肤点刺试验不再赘述，血清牛奶特异性 IgE 抗体测定为体外筛查试验，如牛奶特异性 IgE 抗体阳性而无临床症状，考虑为临床致敏状态。随着牛奶特异性 IgE 抗体浓度增加，出现需要治疗的症状概率增加，但确诊仍需要口服牛奶激发试验。需要注意的是，口服牛奶激发试验费时、费力，依从性差，且存在一定风险，必须在具有急救设备的医院内进行，并由专业人员实施。曾经发生过严重牛奶蛋白过敏反应的患者不宜进行激发试验。

　　因此，当宝宝出现以上胃肠道、皮肤、呼吸系统等临床表现时，需及时去医院进行相关检查并及时治疗，以免反复过敏，影响儿童生长发育。

（程艳蕊）

72. 食物过敏了该怎么办

　　严格回避致敏食物，这是目前防止食物过敏的唯一有效方法。所有过敏食物应从饮食中完全排除，同时选用可保证婴幼儿正常生长发育的其他食物进行替代。对多种食物过敏的幼儿，可选用低过敏原饮食配方，如谷类、羊肉、黄瓜、菜花、梨、香蕉、菜籽油等，仅以盐及糖作为调味品，同时应密切观察摄食后的反应，以减少罕见食物过敏的发生。有过敏性休克家族史、对坚果或海产品过敏、曾发生严重过敏症状的儿童，饮食回避的时间应适当延长。

　　对牛奶蛋白过敏的宝宝需要回避牛奶蛋白质，同时给予低过敏原性配方奶替代治疗，以提供生长所需的能量及营养。母乳喂养的宝宝发生牛奶蛋白过敏，继续母乳喂养，母亲需回避牛奶及其制品至少 2 周，部分过敏性结肠炎患儿的母亲需回避 4 周。若母亲回避牛奶及其制品后儿童症状明显改善，母亲可逐渐加入牛奶，如症状未再出现，则可恢复正常饮食。如症状再现，则母亲在哺乳期间应进行饮食回避，并在断母乳后给予深度水解蛋白配方奶粉或氨基酸配方奶粉替代。牛奶为钙的主要来源，母亲回避饮食期间应注意补充钙剂。严重牛奶蛋白过敏患儿，母亲饮食回避无效时，可考虑直接采用深度水解蛋白配方奶粉或氨基酸配方奶粉替代。配方奶喂养时若发生牛奶蛋白过敏，2 岁以下患儿应完全回避含有牛奶蛋白成分的食物及配方，并以低过敏原性配方奶粉替代，2 岁以上牛奶蛋白过敏患儿由于食物来源丰富，可满足生长发育需要，故可进行无奶饮食。

氨基酸配方奶粉不含肽段，完全由游离氨基酸按一定比例配制而成，故不具有免疫原性。对于牛奶蛋白合并多种食物过敏、非 IgE 介导的胃肠道疾病、生长发育障碍、严重牛奶蛋白过敏、不能耐受深度水解蛋白配方奶的患儿推荐使用氨基酸配方奶。深度水解配方奶粉是将牛奶蛋白通过加热、超滤、水解等特殊工艺，使其形成二肽、三肽和少量游离氨基酸的终产物，大大减少了过敏原独特型抗原表位的空间构象和序列，从而显著降低抗原性，故适用于大多数牛奶蛋白过敏患儿。少于 10% 的牛奶蛋白过敏患儿不能耐受深度水解配方，故在最初使用时，应注意有无不良反应。另外，也可选择大豆蛋白配方，该配方以大豆为原料制成，不含牛奶蛋白，其他基本成分同常规配方。但由于大豆与牛奶间存在交叉过敏反应，且该配方的营养成分不足，一般不建议选用大豆蛋白配方进行治疗，经济确有困难且无大豆蛋白过敏的 6 个月龄以上患儿可选用大豆蛋白配方，有肠绞痛症状者不推荐使用。不推荐采用未水解的驴乳、羊乳等进行替代治疗。

（程艳蕊）

73. 一辈子都不能吃过敏食物吗

食物过敏确诊后，医生会告诉家长："孩子不可以吃过敏食物了。"但面对着正在长身体的孩子，家长可能会有困惑，宝宝永远都不可以吃这些食物了吗？

研究显示，80%～85% 的牛奶、鸡蛋过敏的宝宝在 3 岁左右可获得免疫耐受，但是对花生、鱼、大豆、坚果过敏的持续时间较长，多种食物过敏不易获得免疫耐受或获得耐受需要的时间延长。

因此，为避免长期食物回避造成儿童营养不良或过早接触致敏食物，建议每 3～6 个月重新评估，以调整回避性饮食治疗时间。

（程艳蕊）

74. 食品添加剂和过敏有关吗

现在，儿童食品的种类越来越多样化，其中很多添加了食品添加剂。从市场上购买的一些雪糕，它们的配料都包含了多种食品添加剂，少则六七种，多则十余种，主要有乳化剂、增稠剂、甜味剂、酸度调节剂、着色剂等，其他加工食品也大同小异。我们知道，食品添加剂是指为改善食品品质、防腐等需要而加入食品中的化学合成或天然的物质。处于发育阶段的儿童，身体各项功能尚未发育健全，免疫系统发育不成熟，肝脏解毒能力较弱，如果经常过量食用含有大量食品添加剂的食品，容易对食品添加剂产生过敏反应，出现消化不良、腹泻、肥胖等。因此，建议家长尽量选择天然食品，让孩子少食用添加食品添加剂的食品。

（程艳蕊）

75. 母乳喂养能预防食物过敏吗

母乳是最适合婴儿的食品，除了营养方面的原因外，母乳喂养还是最佳的预防过敏性疾病的措施。首先，母乳中的蛋白质不会被婴儿的免疫系统视为异种蛋白质。其次，母乳能帮助诱导口服免疫耐受，母亲饮食中的外来物质保留适度的免疫原性，给婴儿的免疫系统温和的刺激，双歧杆菌为主的肠道菌群亦有助于口服免疫耐受的建立。第三，母乳含有分泌型 IgA，可与食物抗原结合，附着在肠黏膜表面，阻止大分子抗原透过肠黏膜。纯母乳喂养至出生后 6 个月，可以有效预防过敏性疾病的发生。

但是，即便宝宝只吃母乳也可能产生过敏，主要原因是母亲的饮食中含有的过敏原可能进入母乳中，如果宝宝对这种过敏原敏感，就会出现过敏反应。因此，如果孩子有食物过敏表现，母乳喂养的妈妈需要暂时禁食某些可能导致过敏的食物，主要包括牛奶、鸡蛋、大豆、小麦、花生、鱼、虾、坚果等。

此外，随着孩子的长大，有过敏史的孩子在添加辅食时还需要注意食物的添加时间和种类。世界卫生组织主张，6 月龄后宝宝肠道黏膜免疫耐受机制相对完善后再引入固体食物，如鸡蛋、鱼、花生等。每次仅限加一种新的食物，而且少量到开始逐渐添加，观察 3 天，宝宝没有皮疹、腹泻、便秘、哭闹等过敏表现，才可添加第二种新的食物，切不可操之过急。

喂养过敏体质的孩子，专家的建议是首先进行纯母乳喂养，高危儿应纯母乳喂养至少 6 个月，以降低 2 岁内儿童特应性皮炎及牛奶蛋白过敏的发病率。对于不能纯母乳喂养的高危儿，采用水解配方奶粉喂养可阻止或延缓过敏性疾病的发生，深度水解配方奶粉优于部分水解配方奶粉，只是价格较昂贵不作为预防首选。

（程艳蕊）

76. 食物过敏的儿童易患哮喘、鼻炎吗

过敏性鼻炎或称变应性鼻炎和支气管哮喘是儿童最常见的呼吸道过敏性疾病。两者同属呼吸道慢性变态反应性疾病，都易被过敏原诱发。儿童过敏性鼻炎和支气管哮喘并非各自独立存在，有"同一个气道，同一种疾病"之说。流行病学显示，哮喘儿童中合并过敏性鼻炎者高达 80％，过敏性鼻炎儿童则有 20％～40％合并哮喘。

婴儿或儿童早期出现的某种变态反应症状常预示未来其他过敏性疾病的发生，这种现象被称为过敏性疾病的自然进程。大量流行病学研究证实了儿童过敏进程的客观存在。一般而言，常首先表现为婴儿湿疹或食物过敏反应症状，继之发展为支气管哮喘及过敏性鼻炎。因为婴幼儿时期食物过敏的胃肠道症状和特应性皮炎是过敏进程的早期症状，如不早期阻断，就可能发展为哮喘、鼻炎等变态反应性疾病。另外，食物过敏也是引起支气管哮喘发作的主要因素，因此我们会发现食物过敏的儿童长大后容易患哮喘和鼻炎。

（程艳蕊）

77. 预防婴幼儿过敏有哪些关键措施

随着社会经济的发展、城市化、生活方式、饮食结构改变及环境因素、遗传因素等影响，在全球范围内，婴儿期过敏性疾病的发病率越来越高，严重危害儿童健康。过敏性疾病发生后，在目前的医疗水平下只能缓解疾病的症状，尚无有效的治愈方法，因此预防是关键，涉及诸多方面，如母亲妊娠史、吸烟饮酒、感染或营养素的补充，以及小儿娩出方式、喂养方式、居住环境、疫苗接种等。要从环境因素介导的人体免疫改变着手，分析过敏症的环境影响因素，进行合理的干预。

2016 年出版的《全球哮喘防治倡议》(GINA)认为，针对单一过敏原的预防措施是无效的，多方面干预措施可有效预防过敏的发生发展。目前已经达成共识，通过开展婴儿过敏性疾病高危因素的早期筛查，及早给予喂养干预，明显降低婴儿过敏性疾病的发生率。基于高质量证据或共识的建议包括以下四点。

（1）孕期和新生儿一岁内均应避免烟草暴露。

（2）鼓励自然分娩。

（3）鼓励母乳喂养（虽然不一定可以避免哮喘等过敏性疾病的发生）。

（4）若条件许可，一岁内新生儿应避免使用对乙酰氨基酚(扑热息痛)和广谱抗菌药物。我国婴儿喂养指南认为，产后初乳富含营养和免疫活性物质，有助于肠道功能发展，并提供免疫保护。母亲分娩后，应尽早开奶，让婴儿开始吸吮乳头，获得初乳并进一步刺激泌乳，增加乳汁分泌。

再次强调，婴儿出生后第一口食物应是母乳。

（周小建）

—— 专家简介 ——
周小建

周小建，上海交通大学附属第一人民医院儿内科主任医师，医学博士。上海市医学会儿科专科分会儿科呼吸学组委员，上海市医学会变态反应专科分会委员兼秘书。擅长儿童哮喘等过敏性疾病、婴幼儿喘息性疾病、反复呼吸道感染、慢性咳嗽等疑难杂症的诊断和治疗，尤其是儿童支气管哮喘的预防、规范化治疗及长期管理。

78. 孩子为啥经常拉肚子

孩子出生以后放屁很多，并且声音响亮，还经常打嗝。有些孩子还会腹泻，一天大便 6～7 次，且为稀便，主要原因是动物蛋白质过敏或者乳糖不耐受。添加辅食以后，这些症状会明显改善。除了拉肚子，有时候便秘也可能是食物过敏的一种表现。

当孩子吃了某种食物后，突然发生一系列症状，包括荨麻疹、水肿、干呕、咳嗽或呼吸困难、呕吐或哭闹、腹泻等，通常都要考虑过敏的可能。孩子出生后，婴儿期常先出现过敏的皮肤表现，也就是湿疹，接着出现消化道表现，如腹泻，然后才是以呼吸道症状为主的疾病，包括过敏性鼻炎、过敏性咳嗽，乃至哮喘。有过敏遗传倾向的宝宝，出生后若不是母乳喂养，而是人工喂养，出现过敏性疾病的风险会大幅度提高。相反，坚持母乳喂养可以降低发生过敏的风险。

婴幼儿时期的食物过敏，往往来自于最熟悉的食物，如牛奶、鸡蛋、大豆、小麦、花生、鱼、虾、坚果类等。当孩子开始接触固体食物后，家长也要关注孩子在食用这些食物后，是否出现可疑症状。一旦发现孩子疑似过敏，尽早就医，大部分过敏性疾病经过规范治疗，可以得到良好控制。

（周小建）

79. 过敏体质能改善吗

过敏与体质有关，也可以通过预防等措施加以改善，但治疗婴幼儿过敏体质目前并没有很好的方法，对付过敏最有效的方法还是预防，一些综合性措施可以在某种程度上改善孩子的过敏体质。

（1）母乳喂养并适时合理添加辅食。喂养方式及营养干预可以通过影响婴儿胃肠道菌群形成及免疫功能，达到改善宝宝过敏体质的效果。传统观点认为，母乳喂养儿肠道中双歧杆菌数量较高，需氧菌数量较低，更易于维持肠道微生态平衡，促进黏膜免疫功能的成熟，但随着近年来配方奶的不断改进，特别是添加了益生菌和益生元成分，导致肠道菌群结构差异性越来越小。新观点认为，出生后 2 个月内添加配方奶喂养比纯粹母乳喂养更有利于类杆菌和乳酸菌的定植。大多数研究提示，4～6 个月龄可能是婴儿建立食物耐受的"关键窗口期"，此时，继续母乳喂养同时引入其他食物，适当摄入肠道益生菌制剂等措施，可能有利于预防食物过敏。如果延迟抗原暴露错过"窗口期"，可能增加食物过敏、胃肠过敏性疾病等的风险。适时合理地添加辅食可以增强婴幼儿机体免疫力，促进其生长发育。因此，在婴幼儿喂养中一定要注意各种辅食添加的时机，不可提前也不宜延迟。要注意孩子的饮食安排，长时间观察记录孩子的饮食情况，如有过敏出现，要注意避免接触过敏性食物。

（2）增加户外活动，多晒太阳。每天适度的户外运动可以激活免疫细胞，提高免疫力，帮助孩子尽早改变易过敏的体质。多晒太阳可以使孩子体内内源性维生素 D 的合成增加，防止维生素 D 缺乏，充足的维生素 D 对改善过敏体质十分有利。

（3）注意居住环境的整洁，避免过敏原。保持环境的温度与湿度，减少卧室的尘埃和避免接触过敏原，是预防及改善过敏的有效手段，针对尘螨的生活特性，可采用勤洗衣被、多用吸尘器清理屋内尘埃等措施。

（周小建）

80. 太干净是否反而容易过敏

太爱干净、太过"卫生"、过度保护等，有时也是一种致敏因素。大多数父母对此风险没有充分了解和重视。在我国大多数城市家庭中，家庭对子女过度重视和保护十分普遍,这影响他们身体免疫系统正常发展,无形中增加了过敏的风险。

　　一方面,"干净"二字被提到一个特别的"高度",不但给宝宝提供清洁、卫生的居住环境,想方设法避免细菌、污染等侵袭到宝宝,而且在生活中大量使用消毒剂、除菌剂等,这种过度的做法会使孩子早期缺乏对环境微生物的接触,影响免疫系统发育。另一方面,如果选择剖宫产,在生产过程中新生儿无法接触到妈妈产道内的细菌,加上抗生素的使用和术后母乳喂养的延迟,会阻碍肠道正常菌群的尽早定植,也不利于免疫系统建立和成熟,增加过敏风险。

(周小建)

81. 补充益生菌能够预防过敏吗

　　人与微生物之间相互作用,可能在过敏性疾病发生发展中发挥积极作用。肠道菌群在调节人体免疫功能、维持肠道黏膜屏障、抑制外源性致病菌定植等方面具有重要作用。近年来流行病学调查和研究提示,生命早期肠道菌群的紊乱与过敏性疾病的发生发展有密切关系。人类肠道菌群包含 1000 余种菌种,它们对人体至关重要,并作为体内"微生物器官"参与人体新陈代谢。发生过敏性疾病的婴儿肠道菌群的种类及数量与未发生过敏性疾病的婴儿存在显著差异,且出现湿疹、腹泻等临床症状前,其肠道菌群已存在明显变化。早期避免肠道菌群失调、改善肠道微生态等,有利于预防和治疗婴儿过敏性疾病。有资料显示,在出生后至 6 个月内给予益生元和益生菌等,有助于高过敏风险婴儿建立正常的肠道微生态环境,调节肠道菌群,降低胃肠道黏膜通透性,减少婴幼儿过敏性疾病的发生。

　　益生菌是改善肠道微生态平衡而对宿主产生有益作用的活菌,可从外界获得。益生菌通过调节肠道菌群结构、刺激免疫系统的发育,降低免疫反应应答,已经成为预防婴幼儿早期过敏性疾病的新方法。肠道菌群的建立是一个渐进的过程,菌种多样性对维持人体内环境平衡及健康非常重要。剖宫产婴儿过敏性疾病与感染性疾病发生率均较顺产婴儿高,研究者对剖宫产的婴儿肠道菌群进行分析发现,同期肠道定植细菌的数量有所减少,且双歧杆菌定植时间出现延迟,直到 6 个月以后才达到正常水平。与顺产婴儿受母体菌群影响不同,剖宫产儿肠道菌群主要受医务人员和医院环境的影响。暴露在外部环境的细菌(主要来源于医疗设备、空气、其他婴儿、护理人员等)与来源于母体的细菌有很大差别,导致正常肠道菌群定植差异,主要包括菌群种类与定植时间,特别是双歧杆菌和类杆菌的定植到达优势化时间比顺产儿延迟。可见,自然分娩对肠道菌群及早建立和定植有积极的作用。尽管分娩方式与某些过敏性疾病的关系还未得到统一的结论,但新生儿肠道中双歧杆菌及早定植有利于婴幼儿免疫系统的发育完善和健康已得到广泛认可。

（周小建）

82.　水解蛋白奶粉能够防止过敏吗

研究表明,对于母乳不足或由于其他原因需进行混合喂养及人工喂养的高过敏风险婴儿,使用低敏水解蛋白配方奶粉喂养可预防或延迟过敏性疾病的发生,减轻过敏症状。低敏配方奶粉中的酪蛋白或清蛋白经过酶解、加工、超滤等工艺处理后变成小分子肽段混合物,降低了牛奶蛋白抗原性的同时,保留了适量抗原活性,保留的这部分抗原活性可以不断诱导婴儿产生口服免疫耐受。与普通配方奶粉相比,低敏配方奶粉营养成分相同,在提供足够营养成分的同时,婴儿对通过胃肠道系统的小分子蛋白质更易吸收,可获得一个良好的营养状态,促进其早期的生长发育。

不过,对有过敏风险的儿童使用适度水解配方,长期以来一直讨论的一个问题是,在母乳不足的情况下,是否所有儿童都应当或可以选择适度水解配方奶粉。德国一项针对过敏风险儿童的前瞻性、双盲、随机婴儿营养干预研究得出的主要结论是,水解蛋白配方奶粉的主要预防作用是降低过敏性皮炎的患病风险,这一预防作用在生命早期(出生后的第一个月)就出现了,会一直持续到 15 岁,覆盖 40%～50% 的儿童。该研究发现,适度乳清蛋白水解配方和深度酪蛋白水解配方,从出生后很早开始就有预防过敏性湿疹的作用。适度水解配方降低了牛奶蛋白的致敏性,而深度水解配方更进一步降低了致敏性,但深度水解配方基本上是用来治疗的配方奶粉,不适合所有儿童使用。该研究对过敏风险定义为父母任意一方或者其兄弟姐妹有人患有或曾患有过敏性疾病,经过 15 年的研究,希望通过减少湿疹,进而减少哮喘和过敏性鼻炎的发生,但是直到目前为止,研究并没有提示其对呼吸道过敏的预防作用。

（周小建）

83.　"牛奶过敏宝宝"能吃氨基酸配方奶粉吗

食物过敏往往是漫长过敏进程的第一个阶段,牛奶蛋白是新生儿最常接触到的第一个过敏原。对牛奶蛋白过敏常表现为湿疹或胃肠道不适，但父母却往往因缺乏对过敏的正确认识而疏于预防，耽误治疗，导致孩子成长过程中，发生过敏性鼻炎、过敏性哮喘等其他过敏性疾病机会大幅增加。预防牛奶蛋白过敏的最好办法是纯母乳喂养 4～6 个月或 6 个月以上，当妈妈母乳不足时，即使牛奶蛋白过敏也不需要回避牛奶，应在医生指导下，首选适度水解蛋白配方奶粉，降低过敏风险。氨基酸配方奶粉完全没有蛋白质，为游离的人工合成氨基酸，不会引起过敏，一般用于治疗严重牛奶蛋白过敏的患儿，不建议长期使用，应根据患儿情况及时改用适度水解蛋白配方奶粉，以免影响孩子生长发育。

（周小建）

84. 怀孕期间有哪些注意事项

宝宝过敏除与家族遗传有关外，与胎儿时期的生长发育、分娩方式和哺乳期营养摄入有很大关系。因此，准妈妈应从孕期开始做好准备以预防宝宝过敏性疾病的发生。在孕期和哺乳期均衡摄入营养、补充益生菌，采用自然分娩，母乳喂养，都是预防婴幼儿过敏的有效手段。

首先，孕期和哺乳期补充益生菌可降低宝宝的过敏风险。临床研究表明，在孕期和哺乳期科学补充乳双歧杆菌和乳酸杆菌，可使宝宝对牛奶蛋白的敏感性降低 50％，补充乳酸杆菌可使婴儿特应性皮炎降低 50％。研究表明，有过敏性疾病史的母亲在哺乳期间摄入大量高蛋白食物，例如鸡蛋、牛奶、豆类等大分子蛋白质可刺激母体产生相应特异性抗体，通过乳汁传递给婴儿，直接导致其过敏。但母亲在哺乳期间回避某些食物，对预防或延迟婴儿过敏性疾病发生的证据尚不足，哺乳期母亲饮食回避小心为好。专家认为，有过敏性疾病史的母亲在哺乳期前 3 个月内适当减少大分子蛋白质等高风险食物的摄入，可使母亲与婴儿之间异常抗原抗体复合物的传递减少，减轻危害。

其次，研究发现，相比自然分娩新生儿，剖宫产儿童哮喘患病率较高。这可能是由于分娩方式不同，婴儿肠道菌群不同所导致。肠道菌群的建立是一个渐进的过程，菌种多样性对维持体内环境平衡及健康非常重要。新生儿出生时，胎儿肠道由无菌状态首次接触外界环境，分娩方式决定第一批微生物定植。剖宫产的婴幼儿发生过敏性疾病的关联强度相对于自然分娩为其 1.3 倍，准妈妈应尽可能选择自然分娩。

最后，母乳喂养对于婴幼儿的过敏预防非常关键，母乳中的蛋白质对于宝宝来说是同种蛋白,母乳的成分和营养配比都最适合宝宝的胃肠。同时,母乳喂养的过程是"有菌"的,可以帮助宝宝尽早建立肠道菌群,有效降低宝宝过敏风险。医生建议,产后应尽量坚持纯母乳喂养 4～6 个月乃至 6 个月以上,以有效降低牛奶蛋白致敏成分,降低宝宝过敏风险。

(周小建)

85.　为什么怀孕期间必须戒烟

环境因素与遗传基因的相互作用是过敏性疾病发病的主要原因,早期吸入过敏原对孩子过敏性疾病有一定的影响。孕妇吸烟是导致产前烟草暴露的最直接方式。有研究发现,孕妇吸烟对幼儿哮喘发生发展影响最大,而产后母亲吸烟与年长儿童哮喘发展相关。孕妇长期暴露于烟草烟雾(吸烟或二手烟)后,烟草中多环芳烃,可使儿童哮喘症状增多;胎儿接触过多的一氧化碳等污染物,出生后肺功能有一定程度的下降。怀孕期间,孕妇要避免吸烟及吸入二手烟,婴幼儿生活环境要避免各种气味的刺激,包括二手烟、香水、油漆等。

(周小建)

86.　"过敏宝宝"能打预防针吗

一般要根据过敏体质的严重程度和接种时是否存在感染、过敏和其他相关疾病而定,有时还要考虑接种的疫苗种类。一般过敏体质的孩子,在一次感染性疾病痊愈后 2 周左右,在征得防疫机构接种医生同意后可以接种。如严重过敏体质或反复发生过敏性疾病,则需慎重决定。有时需权衡利弊,由医生和家长共同商讨决定。

目前国家计划免疫接种的疫苗中,对牛奶过敏的宝宝不应接受口服糖丸型脊髓灰质炎减毒活疫苗,因为口服脊髓灰质炎减毒活疫苗成分中含有奶粉,可以改用不含牛奶成分的口服液体型脊髓灰质炎减毒活疫苗或接种注射型灭活脊髓灰质炎疫苗。我国 2016 年版的《儿童基础免疫程序》规定,出生 2 个月后接种脊髓灰质炎灭活疫苗,第 3、4 个月接种脊髓灰质炎减毒活疫苗,两种疫苗因均不含牛奶成分,仅单纯对牛奶过敏的宝宝是可以接种的。对卵清蛋白过敏者,禁忌接种季节性流感疫苗、黄热病疫苗、部分狂犬病疫苗,因为这些疫苗在生产过程中,使用了鸡胚细胞进行组织培养,疫苗产品中会残留少量的卵清蛋白。

(周小建)

87. 哮喘儿童吸入激素会影响长高吗

气管炎症是哮喘的重要病理基础，要使哮喘得到长期控制就必须控制这种慢性炎症状态。糖皮质激素是控制气管炎症最有效的药物，其副作用随用药剂量、给药途径和用药时间等的不同有很大差异。《儿童支气管哮喘诊断与防治指南(2016)》指出，吸入型糖皮质激素是目前控制哮喘症状和降低未来风险的首选药物。吸入型糖皮质激素直接作用于呼吸道局部，抗炎作用强，用药剂量远远低于全身用药的剂量，在常规的推荐剂量治疗时，对人体是安全的，也不会影响儿童的生长发育。研究也显示，吸入糖皮质激素的儿童和其他同龄儿相比，身高、体重并无显著差异。

生长发育是一个复杂、变化的生理过程，除了与遗传、营养、社会心理、内分泌等有关外，慢性疾病也是影响生长发育的一种常见因素，哮喘是其中之一。一方面来自于疾病本身。一般病情较轻对孩子生长发育的影响不大，但如支气管哮喘症状长期得不到良好控制，症状反复发作，则会显著延迟孩子的生长。另一方面来自于为控制疾病进展而使用的药物。全身使用糖皮质激素对生长的影响是肯定的，口服泼尼松每日半片就可能产生生长抑制作用。根据现有的资料，支气管哮喘儿童糖皮质激素吸入越早，症状控制得越好。儿童夜间症状控制良好，睡眠好，对身高的影响较小。长期观察的结果表明，在吸入糖皮质激素的初期，孩子的生长速率可能受到暂时性的抑制，但随着持续用药，支气管哮喘症状逐步得到控制，支气管哮喘儿童的生长会明显加速，目前常规吸入糖皮质激素对儿童的最终身高尚无明显不良影响。需要注意的是，儿童哮喘尤其是 6 岁以下儿童哮喘往往会自然缓解，因此一旦哮喘得到控制可以停药观察，并定期到哮喘专科医生处随访，避免病情反复。

（周小建）

88. 抗过敏药能长期使用吗

临床上应用最多的抗过敏药物是抗组胺类药物，其他如过敏反应介质阻滞剂、钙剂、免疫抑制剂等也有抗过敏作用。抗组胺类药物以口服为主，主要有氯雷他定、西替利嗪等，在治疗过敏性疾病中充当着预防性用药和辅助治疗的角色。通常所说的抗过敏药，指的就是各种 H_2 受体拮抗剂，它们能改善支气管哮喘患者的过敏症状，某些抗过敏药具有一定的抗嗜酸性粒细胞的作用，因而常与支气管哮喘治疗药物合用。儿童支气管哮喘加用抗过敏药物后，效果比成人往往更明显。

根据药理学特点，抗过敏药物可分为第一代、第二代药物，氯苯那敏等属第一代抗过敏药物，其特点是需要一天多次服用，均有一定的中枢镇静作用，可能影响学习和生活，使用时应加以注意。氯雷他定、西替利嗪等第二代抗过敏药物的中枢镇静作用不明显，使用安全方便，是目前使用较广的抗过敏药物。抗过敏药物能有效地控制过敏性鼻炎，也可以避免支气管哮喘发作，治疗过敏性鼻炎的同时，对改善支气管哮喘的预后具有重要意义。儿童支气管哮喘常合并过敏性鼻炎，临床上常使用抗过敏药物治疗支气管哮喘等过敏性疾病。一项研究发现，连续 18 个月的抗组胺药治疗，可减少发展为哮喘患者的人数，且较为安全可靠。

（周小建）

皮│肤│篇│

89. 药物过敏就是药疹吗

药物过敏是指在疾病的预防、诊断、治疗或功能恢复期,药物通过各种途径(如吸入、口服、静脉或皮下注射、肛栓、透皮吸收等)进入人体后引起的不良反应,它通常不是医生用药期望的目的,但又无法完全避免。药物过敏会阻碍药物研发,威胁临床用药安全性。国外统计数据显示,约 20％研发阶段的候选药物因此而研发失败,1％的上市后药物因此而退市。因药物过敏而住院治疗的患者占住院患者总数的 6.5％,0.15％的住院患者死于药物过敏,占据患者死因排名的第 4～6 位,美国每年用于药物过敏治疗的费用超出 1360 亿美元(约合人民币8840 亿元)。

药物过敏反应只发生于特殊人群,症状可以累及人体各个脏器,包括肝、肾、造血系统等,其中累及皮肤和黏膜的药物过敏,才称为药疹,药疹是药物过敏最为常见的临床表现。

(骆肖群)

90. 如何判断发生了药物过敏

一般患者在发病前要有明确的药物使用史,还要排除感染、食物过敏等其他因素,才能怀疑为药物过敏。药物过敏的发生还具有一些规律,如通常有一定的潜伏期,患者第一次使用某种药物,过敏反应一般在用药后第 7～12 天出现,再次服用时,潜伏期会相对缩短。抗生素发生药疹的潜伏期通常短于其他药物(可短至数小时或 1～2 天),抗痛风药别嘌醇的潜伏期可长达 1～2 个月。目前,预测药物过敏的手段尚欠缺,当患者再次使用可疑药物又发生过敏反应,被认为是确诊药物过敏的"金标准",但一般怀疑为可疑药物时,不可"以药试敏",以免发生重症药疹。近年来,关于中国汉族人群药疹患者常见致敏药物的易感基因研究取得了可喜成果,别嘌醇、卡马西平、醋甲唑胺、柳氮磺胺吡啶、甲硝唑、克拉霉素、破伤风抗毒素等药物诱发药疹的患者有相应易感基因表达的升高,用药前进行易感基因检测，有助于保证用药安全。怀疑药物过敏时，检查此类基因的表达有助于确定是否为致敏药物，尤其是患者发病前存在多种药物合并使用的情况。

（骆肖群）

91. 药疹有哪些特殊表现

药疹常根据皮疹的不同表现和内脏损害的程度，分为普通型和重症型。普通型药疹通常仅累及皮肤黏膜，内脏损害较少，分为固定性红斑型、荨麻疹型和发疹型。其中，固定性红斑型药疹通常表现为皮肤或皮肤黏膜交界处圆形、椭圆形暗紫红色斑片，荨麻疹型药疹表现为不易消退的风团，发疹型药疹表现类似于麻疹或猩红热，但没有颊黏膜的灰色小白点、草莓舌或明显的全身症状。重症型药疹除了肉眼明显可见的皮肤黏膜表现外，一般都伴有肝、肾、心脏及造血系统的损害，死亡率较高。重症药疹包括以下四种情况。

（1）急性泛发性发疹性脓疱病（AGEP），表现为红斑基础上密集的粟米大小的脓疱，死亡率可达 5%。

（2）皮疹伴嗜酸性粒细胞增多和系统损害（DRESS 综合征）表现为红斑、风团、紫癜等多种皮疹表现，多个器官受累及血嗜酸性粒细胞增高等。

（3）史-约综合征（Stevens-Johnson 综合征，SJS）表现为紫癜性斑疹或扁平靶样皮疹，口腔或外生殖器黏膜破损，剥脱面积不超过全身体表面积的 10%，死亡率可达 9%。

（4）中毒性表皮坏死松解症（TEN），常以 SJS 开始，剥脱面积大于全身体表面积的 30%，死亡率可达 40%。

（骆肖群）

92. 日常用药如何避免药物过敏

在日常生活中，对药物过敏要提高警惕，谨慎用药。首先，避免使用与既往过敏的药物具有相同化学结构的药物（如青霉素和阿莫西林、头孢菌素；磺胺和柳氮磺胺吡啶、醋甲唑胺等），同时，用药时要仔细记录每种药物开始使用的时间，记录药物过敏史及发生情况，就诊时及时、主动告诉医生。部分药物过敏具有遗传性，父母家人过敏的药物有时也需谨慎使用。常见的容易引起普通型药疹的药物有中药及中成药、头孢类抗生素、青霉素类抗生素、破伤风抗毒素、解热镇痛药、别嘌醇、抗癫痫药(如卡马西平)等;引起重症型药疹的常见药物依次为抗癫痫药、别嘌醇、解热镇痛药、头孢类抗生素、中药和中成药、醋甲唑胺和柳氮磺胺吡啶。

日常生活中怀疑发生药物性皮炎时,应立即停药并及时就医。可以大量饮水以加速药物的排泄,服用抗过敏药物如氯雷他定、西替利嗪等,并注意破损黏膜和皮肤的护理。过敏较严重的患者需就医诊治,在专业医生的指导下治疗,必要时需使用激素类药物,或静脉注射丙种球蛋白,采取必要的支持疗法,维持体温,预防感染和镇痛,以最大程度减轻内脏损伤。药物过敏存在一定的死亡率,及时正确的诊治非常重要。

(骆肖群)

93. 特应性皮炎有哪些症状

特应性皮炎(AD)发病有相对比较典型的三个阶段。

(1) 婴儿期(0～2岁),主要表现为面部大片红斑、丘疹、斑块,可出现水疱、脓疱、浆液或脓液和黄痂,有时在痂的裂缝中溢出液体,严重时皮肤可出现糜烂。头发间有散在的附着于发根部的小黄痂,继发感染时可伴发热和局部淋巴结肿大,婴儿往往因为阵发性奇痒而搔抓、哭闹。

(2) 儿童期(2～12岁),面部皮疹逐渐消退,可出现四弯风型、膝下慢性湿疹型、痒疹型等不同表现。肘窝、腘窝(我国称"四弯")出现肥厚的斑块,有时伴有鳞屑或薄的痂皮,皮损干燥,属于四弯风型。膝下慢性湿疹型常见于 4～6 岁的儿童,表现为横位于两膝下方的数厘米处肥厚的斑块和鳞屑。痒疹型多见于学龄期儿童,表现为四肢伸侧、背部或全身散发米粒至黄豆大小,触之干燥而粗糙的丘疹和结节,常伴有很多抓痕或血痂。

(3) 青年成年期(12 岁以上),与儿童晚期损害相似,主要发生于肘窝和腘窝,范围更为广泛,有时累及面颈部和手部。

(骆肖群)

94. 过敏性紫癜是怎么回事

过敏性紫癜好发于儿童和青少年,一般冬春季好发,是一种毛细血管炎,可以侵犯皮肤和内脏血管。疾病开始可以有发热、头痛、关节痛、腹痛等症状，皮肤上成批出现压之不褪色的、高出皮肤表面的瘀点、瘀斑或血疱及溃疡，伴腹痛、关节痛等症状。有的患者会在累及肾脏时出现蛋白尿，一般情况下不会出现血小板的下降。仅有皮肤损害者称为"单纯性紫癜"，伴腹痛、腹泻甚至胃肠道出血者称为"胃肠型紫癜"，伴关节肿痛甚至关节积液者称为"关节型紫癜"，伴血尿、蛋白尿、肾功能异常者称为"肾型紫癜"。

（骆肖群）

95. 过敏性紫癜是怎么发生的

　　细菌和病毒感染是最常见的诱因，细菌中以链球菌、幽门螺杆菌感染为常见，患儿在发病前常有扁桃体炎、胃炎等表现，病毒中以流感、肠道病毒最为常见。药物、食物等也都可能诱发过敏性紫癜，药物中以抗生素、解热镇痛药比较常见，高蛋白食物如海鲜等是比较常见的食物诱因。怀疑过敏性紫癜，一般需查血常规、尿常规、大便常规、红细胞沉降率、抗核抗体（自身抗体）、病毒抗体、风湿因子、幽门螺杆菌、过敏原、腹部 B 超等，必要时也需进行头颅磁共振成像、胃肠内镜检查及皮肤病理活检等，有助于判断病因，了解患者内脏受累的情况等，以确定合适的治疗方案。

（骆肖群）

96. 如何防范过敏性紫癜

　　患者应减少站立和走动，避免接触可疑的过敏原，皮疹严重或有关节症状时应卧床休息，消化道症状严重的患者应禁食，并给予静脉补液或给予流质，直至症状改善，有感染时可加用抗生素。治疗过敏性紫癜的常用药物包括维生素 C、复方芦丁片、双嘧达莫、抗过敏药、抑制胃酸分泌和保护胃黏膜的药物、缓解胃肠痉挛的药物等。有严重的消化道症状、肾脏受累和关节肿痛的患者，常需要系统使用糖皮质激素、大剂量丙种球蛋白、免疫抑制剂治疗。接触同样的过敏原或再次发生病毒、细菌感染，均可能导致过敏性紫癜复发。因此，寻找并清除、远离过敏原，增强体质，积极有效控制感染，特别是在疾病好发季节，对预防疾病复发非常重要。

（骆肖群）

97. 什么是血管性水肿

　　血管性水肿是指由于血浆的渗漏导致皮肤或者黏膜深层部位的组织发生的肿胀。具体来说，血管因为过敏等原因发生扩张，组成血管的细胞空隙变大，血液中一些含有蛋白的浆液成分就容易从这些缝隙中渗出，进入组织中而形成局部的水肿。血管性水肿多为荨麻疹的表现之一，但也可作为一种单独的症状出现。血管性水肿与荨麻疹中常见的风团、风疹块有一些区别，风团、风疹块是浅表皮肤的肿胀，而血管性水肿的位置更深，发生于真皮深部、皮下组织或黏膜下组织，有时也可出现在眼眶周围、嘴唇，甚至肠道中。

　　发生血管性水肿的皮肤肿胀明显，质地柔软，颜色一般和正常状态相近，不发红、不发痒，但可能会有麻木、肿胀及疼痛的感觉，面积也比风疹大一些，而且边界不太明显，可以持续2～3天才会消退，甚至会持续更久，消退后一般不留痕迹。需要特别注意的是，在水肿发生前，患者可以出现食欲不振、胃肠不适或头痛等前驱症状，这对本病的诊断有一定提示作用。当血管性水肿发生在舌头、咽喉或者鼻黏膜等部位时，可能因为肿胀过度而堵塞呼吸道，引起呼吸困难等症状，虽然很少见，但却是非常严重和危险的，此时应及早去医院紧急处理。

（唐　慧）

—— 专家简介 ——

唐　慧

　　唐慧，复旦大学附属华山医院皮肤科副主任医师。现任中华医学会皮肤性病学分会青年委员会委员、上海市医学会皮肤科专科分会青年委员会副主任委员、上海市医学会变态反应专科分会委员。致力于研究变态反应性皮肤病的发病机制及诊治。

98. 血管性水肿都是由过敏引起的吗

　　血管性水肿并不全是由于过敏引起的，根据血管性水肿的发病机制，目前主要是将此病分为获得性血管性水肿和遗传性血管性水肿两大类。获得性血管性水肿是最常见的一种类型，我们日常所说的血管性水肿多指此类，发生确实与过敏因素有着密切的关系。与荨麻疹类似，如果患者对某些药物、食物、吸入物和物理因素等比较敏感，一旦他们在生活或工作中接触、食用、吸入了相关的致敏物，人体的免疫系统就容易被激活。当皮肤黏膜的肿胀发生在皮肤浅层时，可出现风疹块等荨麻疹症状，如果发生在皮肤深层，就形成了血管性水肿。值得一提的是，有时外伤、剧烈运动、情绪波动等因素也可能诱发免疫系统紊乱或血管扩张，导致血管性水肿的发生。

　　遗传性血管性水肿是一种较为少见的先天性疾病，为常染色体显性遗传。这类患者体内存在基因缺陷，导致一类被称为 C1 酯酶抑制因子的蛋白产生不足或者功能受损，结果人体的部分免疫功能失去抑制而过度亢进，产生过多的补体激肽等活性物质，引起血管通透性增高而出现水肿。

（唐　慧）

99.　血管性水肿单独发生有什么特殊意义

　　血管性水肿常与荨麻疹共同发生，但并非总是如此。我们知道，当患者接触到过敏原之后，人体的部分免疫细胞激活后释放出一些化学物质，导致血管扩张和通透性增加，引起血浆渗漏进入组织而产生相应的症状。症状因位于浅表皮肤和深层皮肤的血管的不同，分别被命名为风团或血管性水肿。根据目前的定义，荨麻疹的临床表现决定于肿胀位置的深度，因此可以表现为风团、血管性水肿，或两者共存。在几乎所有类型的荨麻疹中，风团都可以伴发血管性水肿。

　　血管性水肿可以单独发生，若不伴风团等症状发生时，经常具有一定的特殊意义，可能是由于 C1 酯酶抑制物缺陷所引起，即遗传性血管性水肿。尽管比较少见，但多为家族性而且难以治疗，可能引起致命的后果。另外，药物也可导致反复发作的血管性水肿，最常见的是阿司匹林、布洛芬等非甾体类抗炎药和卡托普利、依那普利等血管紧张素转换酶抑制剂，需要引起注意。

（唐　慧）

100.　如何避免血管性水肿危及生命

　　一般的血管性水肿并不会威胁生命，肿胀部位的麻木疼痛，以及伴发荨麻疹的瘙痒是最为常见的不适，但在某些特殊情况下血管性水肿还是存在着危及生命的风险。严重的血管性水肿会影响到消化道和呼吸道。当胃肠黏膜发生水肿时，可以导致腹痛、腹泻等，而当血管性水肿发生在舌头、咽喉或者鼻黏膜，甚至支气管黏膜等部位时，可能因为这些器官或组织的过度肿胀而堵塞呼吸道，引起气喘、胸闷、呼吸困难等。这种情况是十分危险的，可迅速引起大脑等器官的缺氧，存在致死的可能性。

一旦出现咽喉部水肿、呼吸困难的表现，务必立即至急诊科就诊。急性喉头血管性水肿发作时病情进展十分迅速，常有部分患者自认为是普通的咽喉发炎，选择继续观察或自行服用消炎药，结果耽误了治疗而引起严重后果。此外，遗传性血管性水肿的患者因症状经常复发，更容易发生严重的水肿症状，因此这类患者应当携带应急治疗的药物，以便及时治疗。日常规律服用相关药物，尽可能减少病情发作。

（唐　慧）

101. 血管性水肿该怎么防治

防治血管性水肿的最佳方法是避免接触过敏物质，如避免食用致敏食物、佩戴口罩防花粉及粉尘过敏、防止接触可能诱发过敏的物质等，同时在发病时期避免饮酒、清淡饮食、作息规律、心情愉悦等，都可以减轻血管性水肿的症状和发作。治疗方面，获得性血管性水肿的治疗与荨麻疹类似，主要通过使用抗组胺药物来消除血管扩张和血浆渗漏，从而起到对症治疗的效果，一般采用氯苯那敏、苯海拉明等经典抗组胺药物，也可服用西替利嗪、氯雷他定、阿伐斯汀等第二代抗组胺药物。

出现呼吸困难等严重症状的血管性水肿患者需进行紧急处理，医生常应用0.1％肾上腺素皮下注射，必要时隔20～30分钟重复注射。同时也可给予糖皮质激素静脉滴注，氨茶碱口服或静脉注射。对咽喉部水肿的患者，必要时医生会进行气管切开或插管，以保持呼吸道畅通。

活性减弱的雄性激素如达那唑、司坦唑、羟甲烯龙等，可起治疗遗传性血管性水肿并预防发作的效用，但不能用于小儿和孕妇，孕妇只能用抗纤维蛋白溶酶药物，有时可控制发作。

（唐　慧）

102. 如何判断是否对日光过敏

所有人的皮肤都对日光敏感，因为皮肤含有一些特殊的生物分子，可以吸收日光中紫外线的能量，通过能量辐射或者热化学反应等方式导致皮肤组织改变，但在正常情况下损伤轻微，可以修复。只有当皮肤组织受光线照射后发生过敏反应，引起如日光性皮炎等日光性皮肤病时，才属于对日光过敏情况。要判断自己是否对日光过敏，主要有以下几个特点。

首先，暴露的部位是容易发生日光过敏的特征性部位，如颜面、颈部、前臂伸侧、手背等，颜面部位的过敏多出现在突出隆起的地方，如眉弓、颧部与鼻背等，一般来说是左右两侧对称。第二个特点是过敏的症状，常见的是在皮肤上出现不同形状的红斑、丘疹、风团或水疱。轻者有脱屑或遗留有不同程度的色素沉着，重者可伴有类感冒症状，如发热、乏力等全身不适等。另外，需要了解过敏症状是不是和日照程度有关。日光性皮肤病比较容易发生在春夏季节，因为此时的阳光比较强烈，患者的皮肤损伤可随日晒加重，避光则减轻。临床上，还可以借助一些仪器或试验来确诊，比如光敏试验及光斑贴试验等，都可以用来检测是否对日光过敏及程度。

（唐　慧）

103. 药物为什么会引起日光性皮炎

在服用或者接触某些药物后，人体对日光的敏感度会明显增高，从而诱发日光性皮炎。根据诱发原因分类，日光性皮炎中有一类药物性日光性皮炎，其发生的机制是药物中含有的某些化学物质具有光敏性，服用或使用后蓄积于皮肤内，经紫外线照射后发病，一般表现为使用特定的药物之后，经过日光暴晒的暴露部位出现皮肤红肿，严重的也可能出现水疱或大疱。

一般容易引起日光性皮炎的药物包括四环素、灰黄霉素、氯丙嗪等药物，此外氢氯噻嗪、呋塞米、氯氮䓬(利眠宁)及阿司匹林等也有一定光敏性。若在多次使用某种特定药物后，经日光照射引发皮肤过敏症状，则可怀疑药物性日光性皮炎，进一步确诊可以通过光斑贴试验进行。其他可能引起光过敏的物质还包括皮肤日常接触的化学物质，如美容化妆品、清洁剂中的香料、防腐剂、苯胺及苯胺类衍生物、染料等，职业环境接触或外用于皮肤的如焦油、沥青及一些苔藓类植物、补骨脂、白芷、香豆素类等，同样应当引起重视，避免接触或使用。

药物引起的光敏性皮肤损害更容易发生在皮肤娇嫩的人身上，特别是婴幼儿、儿童、老人或年轻女性，原本就患有皮肤病或是免疫系统存在紊乱及缺陷者也比一般人容易发病。因此，这些人在使用光敏性药物时必须有所防护，以避免光毒性反应的损害。

（唐　慧）

104. 生活中如何预防日光性皮炎

首先是要避光防晒。夏季 6～8 月份的 10～14 时是一天中紫外线最强的时间，此时应尽量避免外出，必须外出时应穿长袖长裤，用遮阳帽和遮阳伞。外出时要涂防晒霜，即使用了遮阳伞或遮阳帽也要涂防晒霜，防止地面和水面的光反射到暴露的皮肤。要根据日光强烈程度选择合适的防晒霜，长时间在户外时应每日数次涂抹，以提高防晒霜的保护性。

其次，在日常饮食中需要注意避免摄入过多的光敏性食物。所谓光敏性食物，是指那些容易引起日光性皮炎的食物。这些食物中含有补骨脂素等光敏性化学物质，容易吸收紫外线而引起化学反应。当进食这些食物之后，光敏性化学物质随食物消化吸收而进入体内，蓄积在皮肤中，达到一定浓度时，经过太阳光的直射即可导致代谢障碍，诱发皮炎。因此，在日光性皮肤病的防治中，患者需要忌口，避免进食富含光敏性物质的食物。

一些含叶绿素高的蔬菜和野菜（灰菜、苦菜等）均属于光敏性食物。常见光敏性食物有灰菜、紫云英、雪菜、莴苣、茴香、苋菜、荠菜、芹菜、马兰头、马齿苋、菠菜、荞麦、香菜、油菜、芥菜、茄子、土豆、无花果、柑橘、柠檬、芒果、菠萝等。除此之外，螺类、虾类、蟹类、蚌类等同样含有光敏物质，也需留意。日常生活中，应多吃新鲜蔬菜水果，维生素 C 和维生素 B_{12} 能阻止和减弱皮肤对紫外线的敏感性，并促进黑色素的消退，适当摄入可起到预防作用。

（唐　慧）

105. 阴天为何也要防晒

紫外线是引起日光过敏性皮肤疾病的元凶，可以分为长波紫外线（UVA，波长 320～400 纳米）、中波紫外线（UVB，波长 290～320 纳米）、短波紫外线（UVC，波长 180～290 纳米），其中 UVA 和 UVB 是造成皮肤损伤的主要紫外线。晴朗无云的天气条件下，UVA 和 UVB 可以作用于人体的皮肤引起过敏反应。患者往往知道，当天气晴朗太阳光线充足的时候，需要避开阳光直接照射，出门前涂好防晒霜，戴宽边的帽子或撑伞，但是在阴天出门就不加防护，结果在长时间的户外活动后病情加重。

阴雨天气条件下，如果只是一层薄的云层，长波紫外线可以穿透云层到达地表，作用于人体的皮肤，依然可以引起过敏反应。长波紫外线在任何地区、全年任何时间都存在，它不仅可以穿透云层，还可以穿透玻璃，甚至在家中靠窗口处久坐或者乘车外出靠窗位置久坐，也都可以受到影响。

（唐　慧）

106. 怎么看防晒产品的防晒指数

防晒剂大致可分为三类：化学性紫外线吸收剂、物理性紫外线屏障剂、生物性防晒剂，市场上出售的防晒剂主要为物理性防晒剂和化学性防晒剂。防晒产品上注明了很多标志，如 SPF、PA 等，应该了解其含义，并正确加以选用。SPF 是防晒系数，表明防晒用品所能发挥的防晒效能的高低。实际上，SPF 仅是指防晒用品对紫外线中的 UVB 的防护值，并不能防阳光中所有波段的紫外线，也就是说，SPF 只表明某个防晒产品对 UVB 的防护能力，并不表示对于阳光中 UVA 的防护。只有 SPF 指标的产品并不能防 UVA。PA 是另一个防晒指标，是指对 UVA 的防御能力，一些防晒产品以 UVA 后加"＋号"表示产品防护 UVA 的能力，即 PA＋表示轻度遮断、PA＋＋表示中度遮断、PA＋＋＋表示高度遮断。

选择合适的防晒产品，要根据个人需要、外界情况，比如去野外或海边游玩，应该选择 SPF 值 30、PA＋＋＋以上的防晒产品，建议 2～3 个小时重复涂抹一次。总的来说，物理防晒剂的防护能力高，刺激性小，适合皮肤敏感的人使用。

（唐　慧）

107. 急性荨麻疹会变成慢性的吗

荨麻疹是皮肤科的常见疾病，15％～20％的人一生中至少发作过一次，表现为皮肤或黏膜的短暂肿胀。浅表的真皮肿胀形成风团，为瘙痒性的皮疹，中央呈粉红色或苍白色。所有的荨麻疹开始都是急性的，一部分患者会在一段时间后变成慢性，通常定义为 6 周或以上。慢性荨麻疹指那些停止治疗后每周至少反复发作两次的情况。急性荨麻疹常见于有特应性皮炎的幼儿，慢性荨麻疹在 40 岁左右的患者中高发。

急、慢性荨麻疹的发病原因也不完全相同。急性荨麻疹的病因主要是感染、食物、药物等,而慢性荨麻疹的病因比较复杂,且大部分患者找不到病因。慢性荨麻疹的主要病因或诱因包括物理刺激,如遇到寒冷、受到压力或运动后体温升高等;吸入了过敏物(花粉、尘螨、狗和猫的皮屑和真菌等),食入了某些食物、药物或食品添加剂等;也可能与体内某种疾病有关,如自身免疫性甲状腺炎、红斑狼疮、凝血系统疾病等;烦躁、焦虑和抑郁也会加重病情。

（章　伟）

―― 专家简介 ――
章　伟

章伟,上海市皮肤病医院医学美容科主任、主任医师、硕士生导师。上海市医学会变态反应专科分会委员、中国美容整形协会理事。擅长荨麻疹、湿疹等过敏性皮肤病诊治。

108. 荨麻疹会危及生命吗

荨麻疹的主要症状是皮肤出现风团,一般在 24 小时内可以消退,但是会反复发生新的皮疹,通常伴有瘙痒。除此之外,有部分患者可以伴有血管性水肿,还有少数患者会伴有恶心、呕吐、头痛、头胀、腹痛、腹泻等症状,以及胸闷、不适、面色苍白、心率加速、脉搏细弱、血压下降、呼吸短促等全身症状。因急性感染等因素引起的荨麻疹可伴有高热、白细胞增高,最严重的会导致过敏性休克。

如果荨麻疹发作时伴有过敏性休克症状,必须立刻去医院就诊。由于气管水肿、分泌物增加,加上喉、支气管痉挛,患者会出现喉头堵塞感、胸闷、气急、喘鸣、憋气、发绀等症状,如伴有循环衰竭,可首先表现为心悸、出汗、面色苍白、脉速而弱,然后发展为肢冷、发绀、血压迅速下降。意识方面往往先出现恐惧感,烦躁不安和头晕、乏力、眼花、神志淡漠或烦躁不安、大小便失禁等,随着脑缺氧和脑水肿加剧,可发生意识不清或完全丧失,还可以抽搐、肢体强直等。其他症状有刺激性咳嗽,连续打喷嚏、恶心、呕吐、腹痛、腹泻等。

（章　伟）

109. 慢性荨麻疹能根治吗

大部分慢性荨麻疹患者找不到病因或诱因,部分患者存在焦虑、紧张等精神诱发因素,对于这部分诱因不明确的患者来说,只能通过药物来控制症状,而难以根治疾病。大约 50％的患者在一年内可以痊愈,约有 20％荨麻疹合并血管性水肿的患者从发病起症状可持续出现 20 年。总的来说,慢性荨麻疹是一种可控可治的皮肤病。治疗慢性荨麻疹的药物主要是抗组胺药物,相对而言是比较安全的,可以长期服用。当然,如果患者本身有肝肾功能损害或心脏疾病,则需慎重选择和使用药物。常用的抗组胺药物,部分可能有嗜睡的不良反应,但对人体健康没有危害。

目前认为,食物过敏引起慢性荨麻疹很少见。因此,除非明确某种食物与病情发作有相关性,一般不需忌口。

(章　伟)

110. 什么是多形红斑

多形红斑是一种急性炎症性皮肤病,有自限性,皮疹多形,有红斑、丘疹、风团、水疱、大疱、紫癜等。本病春秋季节好发,男性略多于女性,以 10～30 岁发病率最高,20％的患者为青少年。特征性皮损为靶形损害即虹膜状皮疹,可有不同程度黏膜损害,少数有内脏损害。发生原因主要有:病毒、细菌、支原体、衣原体、真菌和寄生虫等感染因素;抗生素、解热镇痛药、抗惊厥药、抗结核药、抗真菌药物等药物因素;日光照射诱发或加重了自身免疫性疾病等。以上病因中以感染最为重要,尤其是单纯疱疹病毒感染,50％以上患者在发病前有单纯疱疹病毒感染史。

一旦确诊为多形红斑,需要进行必要的实验室检查,以排除内脏疾病和肿瘤,病因明确则针对病因处理,同时予以局部治疗。对皮损处进行清洁、保护、止痒。可使用炉甘石洗剂、氧化锌糊剂、糖皮质激素软膏等。口腔病变可应用含漱剂,保持口腔清洁。全身可口服抗组胺药物,如果是单纯疱疹病毒感染,可以用抗病毒药物。

(章　伟)

111. 丘疹性荨麻疹应该如何处理

丘疹性荨麻疹不是真正意义上的荨麻疹,是一个以症状特点命名的疾病,其皮损以风团样损害为主,本病发生与昆虫叮咬有关。节肢虫类叮咬皮肤后注入唾液,使对这些物质过敏的人群产生异常反应,导致疾病发生。皮疹多发于躯干、四肢伸侧,群集或散在出现,为绿豆至花生米大小、略带纺锤形的红色风团样损害,有的有伪足,顶端常有小水疱,有的发生后不久便成为半球形隆起的紧张性大疱,内清、周围无红晕。常因剧痒而影响睡眠,皮疹经1～2周消退,留下暂时性色素沉着。新发疹可陆续发生,使病程迁延较久。口服抗组胺药治疗疗效较好,外用可选炉甘石洗剂等。

（章　伟）

112. 恼人的湿疹有什么特点

湿疹是一种由多种内外因素引起的炎症性皮肤病,一般认为与变态反应有关。湿疹可以分为急性湿疹、亚急性湿疹和慢性湿疹,可以相互演变。急性湿疹的皮疹以丘疹、丘疱疹为主,易于有渗出,亚急性湿疹以丘疹、丘疱疹和鳞屑为主,慢性湿疹以皮肤增厚、苔藓样变为主。湿疹可发生于任何年龄、任何部位、任何季节,但常在冬季复发或加剧,有渗出倾向,慢性病程,易反复发作。那么,恼人的湿疹临床表现有哪些特点呢？主要有以下"五性"。

（1）瘙痒性：一般为持续性瘙痒,当人处于静态时,瘙痒会更加剧。

（2）多形性：湿疹的皮疹是多形态的,可表现为丘疹、丘疱疹、水疱、糜烂、渗出、结痂或苔藓样变等,一名患者可以同时有几种皮疹出现。

（3）渗出性：在湿疹患者的病程中,往往会有患处皮损的液体渗出史。当湿疹处于慢性期时,皮疹部位可能比较干燥,但在急性发作时,仍会有渗出液。

（4）复发性：湿疹容易反复发作,从一个部位迁延到另一个部位,而且症状不易消除。如果湿疹在急性期治疗不当,会转变为慢性湿疹,此时若处理不当,又会导致其急性发作。

（5）泛发性：湿疹可以发生于全身任何一个部位,常见于面部、耳后、四肢屈侧、乳房、手部、阴囊等处,且多呈对称分布。

（袁卫如）

—— 专家简介 ——

袁卫如

袁卫如,上海交通大学医学院附属瑞金医院皮肤科副主任医师。上海市医学会变态反应专科分会委员、上海市微生物学会医学真菌专业委员会委员。

擅长各类过敏性皮肤病、真菌性皮肤病、银屑病及痤疮等疾病诊治。

113. 湿疹真的是因为"湿"引起的吗

湿疹的病因复杂，常为内外因相互作用结果。内因包括慢性感染病灶（如慢性扁桃体炎、慢性胆囊炎、寄生虫病等）、慢性消化系统疾病、精神紧张、失眠、劳累、情绪变化、内分泌失调、血液循环障碍（如静脉曲张等）、遗传因素等。外因包括食物（如鱼、虾、牛羊肉等）、吸入物（如花粉、屋尘螨等）、气候变化、外界刺激（如日光、寒冷、炎热、干燥、搔抓等），以及各种动物皮毛、植物、化妆品、肥皂、合成纤维等。上述内外因共同作用，引起人体迟发型过敏反应，显示出湿疹的复杂性。

因为湿疹的名字中含有一个"湿"字，所以很多患者认为湿疹是由"湿"引起的，其实并非如此。湿疹中的"湿"主要是指在湿疹的病程中，皮疹表面容易有渗出，外观比较"湿"。"湿"并不是湿疹的直接诱因，但有时会加重湿疹的症状。事实上，湿疹更怕干燥，很多患者的发病或皮疹加重往往和皮肤干燥有关。这是由于皮肤干燥易导致皮肤屏障的破坏，从而引起湿疹的发生或加重，所以湿疹患者要注意保持皮肤滋润，预防湿疹的复发。

（袁卫如）

114. 脚上的湿疹是脚癣吗

脚上的湿疹和脚癣的临床表现非常相似，常常容易混淆。这两种皮肤病均可以表现为足部的红斑、脱屑、水疱、皲裂等，都可能有瘙痒，但这是两种完全不同的疾病，治疗方法也完全不同，一定不能混淆。脚癣也称为足癣，是一种真菌性皮肤病，一般是从单侧开始发病，逐渐传染到对侧，具有传染性。湿疹常与过敏反应有关，一般是从双脚的对称性部位开始发病，没有传染性。足癣常见的皮疹是红斑、丘疹、水疱和脱屑，皮疹的特点是边界比较清晰，边缘的皮损更严重，可伴有圈状脱屑。湿疹也可表现为边界不清楚，中央的皮疹较严重。足癣最初常发生于趾间、足底，而足弓、足背比较少见，这是由于趾间、足底比较潮湿和不透气更适于真菌生长的缘故，而湿疹一般从足弓或足背开始。如需进一步确诊，可行真菌镜检。若患有足癣，真菌镜检一般呈阳性，若患有湿疹，真菌镜检为阴性。

（袁卫如）

115. 得了湿疹该怎么治疗

治疗湿疹的关键是找出并避免可疑的致病因素，常规治疗包括多种措施。在急性期无渗液或渗出不多时可用糖皮质激素霜剂，渗出多者可用3%的硼酸溶液冷湿敷，渗出减少后可用糖皮质激素霜剂。亚急性期可选用糖皮质激素乳剂、糊剂。慢性期可选用软膏、硬膏、涂膜剂等，顽固性、局限性的肥厚皮损还可用糖皮质激素做皮损内注射治疗。发生于面部的湿疹，可首选外用非激素类免疫调节剂，如他克莫司或吡美莫司软膏等。在局部治疗无效或皮损广泛时，可口服抗组胺药、镇静剂等治疗，皮损急性发作伴大量渗出阶段还可小剂量、短时间注射或口服糖皮质激素，以控制急性炎症。窄谱中波段紫外线照射也是非常有效的治疗方法，能很好地控制病情，并减少激素用量。手足部严重湿疹可以用外用光敏物质后紫外线照射治疗和半导体激光照射治疗。

日常生活中的注意事项如下。

（1）湿疹不是卫生问题，过于频繁的洗涤或用很烫的热水洗澡会破坏皮肤屏障，诱发和加重病情，应予以避免。

（2）洗浴后使用具有皮肤屏障保护功能的保湿剂，能起到辅助治疗和显著减少复发的作用。

（3）平时穿棉质柔软的内衣裤，避免搔抓和摩擦皮肤。

（4）避免食用辛辣刺激的食物及饮酒。

（袁卫如）

116. 接触性皮炎和湿疹有什么区别

急性接触性皮炎和急性湿疹的临床表现比较相似，它们之间还是有很多区别的，主要在以下几方面。

（1）病因：接触性皮炎病因明确，多属外因，有特殊物质接触史。湿疹一般病因复杂，是内外因共同作用的结果，不易查清。

（2）好发部位：接触性皮炎主要在接触部位，而湿疹可以在任何部位。

（3）皮损特点：接触性皮炎皮损形态单一，可有大疱及坏死，炎症较重，而湿疹的皮损为多形性，对称分布，无大疱及坏死，炎症较轻。

（4）皮损境界：接触性皮炎的皮损境界清楚，而湿疹的皮损境界不清楚。

（5）病程：接触性皮炎病程较短，一般在去除病因后很快自愈，不接触不复发，而湿疹病程长，易迁延复发。

（6）自觉症状：接触性皮炎可有瘙痒、灼热或疼痛，而湿疹主要为瘙痒，无明显疼痛。

（7）斑贴试验：接触性皮炎多为阳性，而湿疹多为阴性。

（袁卫如）

117.　哪些物质容易引起接触性皮炎

接触性皮炎是指接触某些外源性物质后在皮肤黏膜、接触部位发生的急性或慢性炎症反应。轻症时局部呈红斑，淡红色至鲜红色，稍有水肿，或有针尖大密集的丘疹，重症时红斑肿胀明显。在此基础上，出现丘疹、水疱，炎症剧烈时可以发生大疱，水疱破裂则有糜烂、渗液和结痂。严重的甚至表皮坏死脱落，深及真皮层，发生溃疡。接触性皮炎的皮损特点是皮炎的形态和部位与接触物的形态和部位一致，境界非常清楚，但如接触物为气体、粉尘，则皮炎呈弥漫性，无一定的鲜明界限，但多发生在身体暴露部位。

引起过敏性接触性皮炎的物质有很多，主要有动物性、植物性和化学性三类。动物毒液、昆虫分泌物、皮毛屑等。植物的叶、茎、花、果实及花粉等，如漆树、荨麻、除虫菊、银杏等。化学性物质是引起接触性皮炎的主要原因，主要包括金属及其制品，如镍、铬；日常生活用品，如洗衣粉、肥皂、塑料、橡胶、皮革制品等；化妆品，如化妆油彩、染发水、香膏等；外用药物，如磺胺类、汞剂、抗生素（如新霉素、杆菌肽等）软膏、清凉油等；杀虫剂和除臭剂；各种化工原料，如油漆、汽油、染料等。

（袁卫如）

118.　接触性皮炎都是过敏引起的吗

接触性皮炎的病因可分为原发性刺激物和接触性致敏物两大类。一些原发性刺激物本身对皮肤具有很强的刺激性（如强酸、强碱等化学物质）或毒性，任何人接触后均可发病，这种类型的接触性皮炎不是过敏性的。另一些原发性刺激物刺激性较弱，但一定浓度、较长时间接触也可致病，如肥皂、有机溶剂等引起的皮炎。这一类接触性皮炎的共同特点是：任何人接触后均可发病，接触后立即发病，无潜伏期。皮损多受限于直接接触部位，境界清楚，停止接触后皮损可消退。

接触性致敏物本身并无刺激性或毒性，多数人接触后不发病，只有少数人接触后经过一定时间的潜伏期，在接触部位的皮肤、黏膜发生过敏反应性炎症。这一类接触性皮炎是一种典型的迟发型超敏反应，其共同特点是有一定潜伏期，首次接触后不发生反应，以后如再次接触同样致敏物才发病。皮损通常首先发生在接触部位，以后也可播散至全身。在变应原去除后，一般在数日内痊愈，如持续接触过敏原，皮损易反复发作。此外，皮肤斑贴试验呈阳性。

（袁卫如）

119.　如何防治接触性皮炎

防治接触性皮炎的关键是积极寻找病因并迅速脱离接触物。如果已知对某种物质过敏，以后应尽量避免接触此类物质。另外，不宜直接接触高浓度的药品或化学物质，慎用易致敏的外用药。当接触毒性物质或致敏物质后，立即用大量清水冲洗接触部位，并避免搔抓及热水烫洗。

对于尿布皮炎的患儿，家长应勤换尿布，保持婴儿外阴及臀部干燥、清洁，避免潮湿尿布长时间接触皮肤。每次换尿布时，宜用温水冲洗臀部，不宜用肥皂和湿纸巾，以免加重刺激。洗后用细软布擦干，然后涂上氧化锌油、鞣酸软膏或护臀膏。急性期皮损红肿明显时，外用炉甘石洗剂，渗出多时用3％的硼酸溶液湿敷；亚急性期有少量渗出时，外用糖皮质激素糊剂或氧化锌油，无渗液时用糖皮质激素霜剂，有破溃或感染时加用抗生素（如莫匹罗星、新霉素等）；慢性期一般选用具有抗炎作用的软膏。

经上述治疗后，如皮损未控制或瘙痒严重，可口服抗组胺药和维生素C。重症泛发的患者可短期口服或静脉注射糖皮质激素，皮损控制后减量至停用糖皮质激素，并发感染者加用抗生素治疗。

（袁卫如）

120.　什么是环状红斑

环状红斑是一组以环状或回状红斑为特征的皮肤病，不是一个独立的疾病，而是各种不同原因引起的真皮炎症反应，是血管扩张充血或细胞浸润在皮肤上的表现,包括单纯性回状红斑、离心性环状红斑、匐行性回状红斑、慢性迁移性红斑、风湿性边缘性红斑等。

单纯性回状红斑是一种变应性血管反应,多见于女青年,发病前常有呼吸道感染,或在月经来潮前数天发病,有时可迁延数月不愈。

离心性环状红斑是一种具有离心性向周围扩大、形状呈多环形损害和有鳞屑为特征的红斑性皮肤病,慢性病程,可持续数月或数年,消退后留有色素沉着,易复发,除少数伴发癌肿外,一般预后良好。

匐行性回状红斑是人体对肿瘤组织的一种过敏反应,比较罕见,好发于中年以上女性,皮损为泛发性瘙痒性红斑,外观似木板花纹,本病的病程及预后与伴发的肿瘤性质和恶性程度有关。

(袁卫如)

121. 环状红斑该如何治疗

环状红斑的病因还不完全清楚,可能为风湿、慢性病灶(如扁桃体炎、鼻窦炎、中耳炎、胆囊炎、齿龈脓肿、结核等)、真菌感染(如白念珠菌、青霉菌等)、昆虫叮咬、药物(如青霉素等)、食物(如发霉的奶酪等),以及由食物引起的消化道功能障碍等所致的过敏反应;或由某些恶性肿瘤(如乳腺癌、卵巢癌、鼻咽癌、肺癌以及中枢神经系统恶性肿瘤等)所致的自身免疫反应。也有人认为,与内分泌疾病(如甲状腺肿大、糖尿病等)以及自主神经功能失调有关。

环状红斑需积极查找病因,并明确是哪种类型的环状红斑,根据不同的病因采取相应的治疗方法。治疗单纯性回状红斑,可予大剂量维生素 C 或丹参注射液静脉滴注,以及抗组胺药物。离心性环状红斑可试用糖皮质激素、抗组胺药、羟氯喹或氨苯砜等治疗,局部外涂糖皮质激素制剂或温和的止痒剂。患有匐行性回状红斑应详细检查寻找伴发肿瘤并进行治疗,一般肿瘤治愈后,皮损会消失。

(袁卫如)

口腔及眼耳鼻喉篇

122. 过敏性鼻炎的症状有什么特点

过敏性鼻炎（也称变应性鼻炎）最常见的症状是打喷嚏、流鼻涕，但出现打喷嚏、流鼻涕症状不一定就是得了过敏性鼻炎。打喷嚏、流鼻涕并不是过敏性鼻炎特有的症状，其他鼻炎及鼻窦炎也可以有这些症状，如急性鼻炎（普通感冒）、非过敏性鼻炎等。通过症状的细微差别、疾病的其他特征等，可以进行鉴别。过敏性鼻炎的典型症状为鼻痒、阵发性喷嚏、流清涕及鼻塞，多为晨起症状明显，后逐渐减轻。症状常迁延不愈，可常年发作或春秋季发作。急性鼻炎很少连续打喷嚏，且很少持续发作，一般 7～10 天可自愈。慢性鼻炎流涕多为黏涕或黏脓涕，或涕倒流（回吸涕），很少清涕，不打喷嚏，常伴鼻塞。

如果单从症状不能区分，要结合过敏原检测结果，过敏原检测阳性的为过敏性鼻炎，过敏原检测阴性的则有两种可能性：一种为非过敏性鼻炎，另一种是未检测到或检测未覆盖到所要检测的过敏原。临床上常用的过敏原检测仅数十种，而自然界过敏原有数百种，只有所有的过敏原检测均为阴性，才能排除过敏性鼻炎。目前还不能做到筛查自然界所有的过敏原。

（郑春泉）

123. 过敏性真菌性鼻窦炎是怎么回事

过敏性真菌性鼻窦炎是一种真菌性鼻窦炎，其致病菌是真菌，是真菌作为抗原与敏感个体的鼻窦黏膜接触后引起的过敏性疾病，好发于有免疫能力的成年人和青年人。患者多有特应性体质（过敏性体质），过敏原皮试或血清学检查证实为Ⅰ型变态反应，具有长期反复发作的全鼻窦炎或鼻息肉史，或合并哮喘，经历一次或多次鼻窦炎和鼻息肉手术史。该病发病隐袭，进展缓慢，多累及一侧多组鼻窦，临床表现与慢性鼻窦炎鼻息肉相似。变应性真菌性鼻窦炎患者鼻窦内具有特征性的由变应性真菌性黏蛋白构成的多量稠厚分泌物，呈黄白色、棕色或灰绿色。鼻窦 CT 显示窦腔扩大，病变中央为散在过敏性黏蛋白影，较均匀且高密度毛玻璃状或极不规则的线状。与过敏性鼻炎不同的是，过敏性真菌性鼻窦炎是真菌作为抗原与特应性个体的鼻窦黏膜接触后引起的过敏性疾病，而引起过敏性鼻炎发病的不仅有真菌，还可以有其他致敏原，如尘螨、花粉、动物毛屑等，其具体发病机制也有差别。从发病部位来看，过敏性鼻炎主要影响鼻腔黏膜，而过敏性真菌性鼻窦炎主要影响鼻窦黏膜。

（郑春泉）

124. 过敏性真菌性鼻窦炎应如何治疗

　　过敏性真菌性鼻窦炎患者多有特异性体质（过敏性体质），具有长期反复发作的全鼻窦炎或鼻息肉史，与过敏性鼻炎发病机制不同，应用抗过敏药物并不能很好地控制过敏性真菌性鼻窦炎的症状及其发展。怀疑是过敏性真菌性鼻窦炎时，应行影像检查，了解病变的程度及范围。

　　由于过敏性真菌性鼻窦炎不会自愈，药物治疗效果不佳，目前多采用手术治疗结合药物治疗。手术治疗多采用鼻内镜下经鼻手术，开放鼻窦腔，清除鼻窦病灶，包括息肉、黏稠分泌物及病变黏膜，通畅引流。与一般的鼻窦炎手术不同，这种鼻窦炎容易复发，黏稠分泌物不易排出，因此鼻窦开放需更彻底，术后要坚持用药，如鼻用激素喷鼻、黏液促排剂及其他抑制炎症的药物，必要时可短期口服激素，以达到控制炎症的目的。

（郑春泉）

125. 手术能治疗过敏性鼻炎吗

　　适合手术治疗的过敏性鼻炎主要有两种类型。

　　（1）以改善鼻腔通气功能为目的的下鼻甲成形术，如下鼻甲部分切除术、下鼻甲黏骨膜下切除术、下鼻甲骨折外移术及下鼻甲等离子射频消融术等。伴有鼻中隔偏曲的患者，可同时行鼻中隔矫正术。此类手术操作简便，安全性好，对缓解过敏性鼻炎患者严重鼻塞症状具有良好效果。

　　（2）以降低鼻黏膜高反应性为目的的手术，如翼管神经切断术、鼻后神经切断（阻断）术和筛前神经切断（阻断）术。翼管神经切断术后，可能出现的并发症包括眼鼻干燥症状，而术后出血、鼻腔粘连、上腭面部麻木及眼球运动障碍，甚至失明等手术并发症比较少见。近年来，经鼻内镜鼻后神经（阻断）切断术和筛前神经切断（阻断）术较多地用于治疗中、重度持续性过敏性鼻炎，两种术式相对安全，并发症少见，切断后不会发生干眼症状，但要注意避免动脉破裂发生出血。

手术治疗过敏性鼻炎一般可获得良好的近期疗效，但远期疗效尚存在争议。有报道指出，患者术后一段时间，在过敏原的持续刺激下，症状仍可能复发。另外，手术过程中可能会因为过度损伤鼻腔黏膜或神经组织，而带来鼻干或过度通气等不适。因此，手术治疗只能作为治疗过敏性鼻炎的一种辅助治疗手段，只在药物或脱敏治疗无效或者不愿意接受药物治疗的过敏性鼻炎患者中考虑使用。

（孙臻峰）

—— 专家简介 ——

孙臻峰

孙臻峰，上海交通大学附属第一人民医院耳鼻咽喉头颈外科执行副主任（主持南院工作），主任医师，硕士生导师。上海市医学会变态反应专科分会委员。擅长咽、喉、甲状腺等颈部肿块，及睡眠呼吸暂停综合征等咽喉头颈疾病的手术治疗、过敏性鼻炎诊治等。

126. 感冒药为何也能缓解过敏性鼻炎

目前，市场上常用的感冒药以复方制剂为主，其中有一些成分对过敏性鼻炎有效。如盐酸伪麻黄碱为口服鼻黏膜减充血剂，主要通过促进去甲肾上腺素的释放，间接发挥拟交感神经作用，具有选择性地收缩上呼吸道毛细血管，消除或减轻鼻咽部黏膜充血、肿胀、鼻塞等症状。马来酸氯苯那敏（扑尔敏）、苯海拉明等，通过竞争性阻断 H_1 受体对抗组胺的过敏效应，缓解鼻黏膜水肿、充血，减轻鼻塞、鼻痒、鼻黏液过度分泌等症状。

有些患者为了方便，在过敏性鼻炎发作时服用感冒药来缓解症状，这种做法并不正确。虽然感冒药对过敏性鼻炎也有一些效果，但其副作用不可忽视。

（孙臻峰）

127. 孕妇得了过敏性鼻炎怎么办

孕妇受激素分泌的影响（主要是雌激素），鼻黏膜循环血量增加，会引起孕期的激素性鼻炎，加重过敏性鼻炎临床症状，极大地影响了生活质量，如不能有效控制孕妇的过敏性鼻炎，对孕妇及胎儿都可能会产生不利影响。

治疗孕妇过敏性鼻炎除了要注重疗效，更重要的是治疗的安全性。首先还是要强调避免接触过敏原，这是简单、有效又没有任何副作用的方法。其次，孕妇可以采用物理方法来阻断过敏原吸入，如采用花粉阻隔剂阻止过敏原进入鼻腔，减轻过敏性鼻炎的发作。再次，孕妇可以采用生理盐水冲洗鼻腔，这一方法可以将鼻腔内的过敏原及炎性物质冲走，达到减轻过敏性鼻炎发作的目的。如果上述方法效果不佳，可以选择使用不能通过血液-胎盘屏障的药物治疗，以减少药物对胎儿的影响。美国食品药品监督管理局（FDA）根据药物对胎儿的影响，将药物分为 A、B、C、D、X 五类，A 类药是指已经证明孕妇服用后对胎儿没有影响的药物，目前所有抗过敏药均不属于此类药。但也没有证据说明，在怀孕期间使用抗组胺药会对胎儿造成副作用，最近有研究表明在怀孕期间给予第一代和第二代抗组胺药是安全的。可见，通过物理疗法无法控制时，孕妇可以选用抗组胺药物治疗，先用抗组胺药鼻喷剂，以减少全身药量。

（李厚勇）

128. 鼻腔冲洗安全吗

鼻腔冲洗是将冲洗液（生理盐水、缓冲液、高渗盐水等）注入鼻腔冲洗器，然后将鼻腔冲洗器里的冲洗液注入鼻腔，以达到冲洗鼻腔的目的。研究发现，这一方法对多种鼻炎、鼻窦炎以及鼻内镜术后的患者均有作用，主要是因为鼻腔冲洗能够明显降低鼻腔黏膜的炎症反应，促进黏膜纤毛摆动频率，从而提高黏膜纤毛清除率。黏膜纤毛清除率的提高，有助于排出黏附于鼻腔黏膜上的过敏原颗粒，从而减轻过敏性鼻炎的症状。鼻腔冲洗还可以降低鼻腔黏膜中组胺浓度，减少组织中嗜酸性粒细胞及肥大细胞的浸润，减轻鼻腔黏膜的水肿及炎症，缓解过敏性鼻炎的症状。此外，鼻腔冲洗本身具有物理清除作用，可以冲去鼻腔黏膜表面的过敏原颗粒及炎症因子。冲洗时，要注意控制冲洗的力量，避免冲力过大引起鼻腔黏膜的损伤，或将冲洗液冲入中耳引起中耳炎等不良反应。

目前普遍认为，鼻腔冲洗是一种安全有效的治疗方法，操作简便，副作用很少，有少量文献报道，鼻腔冲洗后有鼻腔局部烧灼感、痒感、鼻出血、耳痛、头痛及冲洗后进入鼻窦的液体流出时引起的不适等副作用，大部分患者认为这些副作用非常轻，并不影响患者对鼻腔冲洗的满意度。

鼻腔冲洗可以长期进行，目前尚无长期进行鼻腔冲洗引起不良反应的报道。

（李厚勇）

129. 鼻喷激素治疗过敏性鼻炎不可随意用药、停药吗

鼻喷激素是治疗过敏性鼻炎的常用药物，安全、有效、耐受性好，可以改善过敏性鼻炎的打喷嚏、流清涕、鼻塞和鼻痒症状，对眼部症状（包括眼痒、流泪和眼红）也有缓解作用，是国内外过敏性鼻炎治疗指南中规定的一线治疗药物。

但不少患者认为，症状重时可以用，但当症状缓解后就要停用，否则会对身体带来危害，因为它毕竟是激素类药物。事实上，这种做法是不对的，鼻喷激素治疗不可以随意用药、停药。

过敏性鼻炎一般可分为间歇性轻度、间歇性中重度、持续性轻度和持续性中重度四种类型。间歇性轻度型过敏性鼻炎对患者影响比较小，症状发作时患者可以口服第二代抗组胺药（如氯雷他定、西替利嗪等），可以使用或不用鼻喷激素。间歇性中重度型患者需要在发病季节到来之前一个月左右使用鼻喷激素，一直持续整个发病季节，然后才可停药。持续性轻度和持续性中重度型过敏性鼻炎对患者影响大，尤其是后者，患者无法正常工作、生活和娱乐，情绪也受到较大影响，需要长期用药，如果症状得不到充分缓解还需要加用其他药物（包括抗组胺药氯雷他定、西替利嗪等，抗白三烯药如孟鲁司特等，以及减充血剂、抗胆碱药等）。长期持续用药（超过三个月）时，其副作用主要是鼻腔干燥和鼻出血。出现这些不良反应后，可以使用一些润滑黏膜的药物。此时最好不要停用鼻喷激素，以免症状加重或并发其他疾病。

（蔺　林）

── **专家简介** ──

蔺　林

蔺林，复旦大学附属华山医院北院耳鼻咽喉头颈外科执行主任，副主任医师、副教授，医学博士，硕士生导师。中国中西医结合学会变态反应专家委员会委员、上海市中西医结合学会耳鼻咽喉科分会青年委员、上海市医学会变态反应专科分会委员。擅长过敏性鼻炎、慢性鼻窦炎的发病机制研究与诊疗等。

130. 锻炼身体对防治过敏性鼻炎有用吗

坚持锻炼身体可以增强体质，提高人体抵抗力，预防呼吸道感染性疾病的发生，但并不能改变一个人的过敏体质，而过敏性鼻炎是与过敏体质有关的。具有过敏体质的人，当首次遇到过敏原时，鼻黏膜会通过一系列免疫反应产生过多的特异性 IgE 抗体，这种抗体可以与鼻黏膜中的肥大细胞和嗜碱性粒细胞表面上的相应受体结合，当再次遇到同种过敏原时，后者与上述两种细胞上的 IgE 结合，导致两种细胞突然释放大量炎症介质，从而引发打喷嚏、流清涕、鼻塞和鼻痒的症状，有的人还会有眼红、眼痒和流泪的症状，这就是过敏性鼻炎的大致发病过程。

没有过敏体质的人，首次遇到过敏原时可能也会产生特异性 IgE 抗体，但量很少，不会超过正常值，即使再次接触同种过敏原，也不会发生过敏反应。这个过程与身体是否强壮、体质是否良好无关。锻炼身体无法改变一个人的过敏体质。

（蔺　林）

131. 孩子为何老是揉眼睛

一些家长很纳闷，孩子得了过敏性鼻炎，却总说眼睛痒，老是揉眼睛，这是怎么回事呢？

一种情况是孩子是过敏体质，得了过敏性鼻炎的同时也得了过敏性结膜炎，后者的发病机制与前者大致相同，诱发眼部症状如眼红、眼痒、流眼泪等。因此，孩子除了有过敏性鼻炎的打喷嚏、流清涕、鼻塞和鼻痒的症状外，还会因为眼睛不适而揉眼睛。

另一种情况是孩子患有过敏性鼻炎，但没有患过敏性结膜炎，这时人体可能会通过一种神经发射（鼻-眼反射），把鼻内的刺激经过某个神经传导到眼部，也会诱发眼部的症状。临床研究已经证实，如果患儿有鼻部症状同时也有眼部症状，通过治疗鼻部症状也可以同时改善眼部症状，说明这种关系确实存在。

除此之外，孩子总是揉眼睛，还可能患有其他眼结膜的疾病，最好还是到医院眼科做相关专门检查为好。

（蔺　林）

132. 鼻喷激素什么时间用较好

　　鼻喷激素属于局部用药，使用的剂量相对全身用药来说是非常少的，安全性相对高。少数患者长期应用后，可能出现鼻腔干燥、鼻出血等不良反应。最好在早晨使用鼻喷激素，因为早晨用药与体内激素分泌时间相对一致，即使长期反复使用对患者自身激素分泌也不会产生明显抑制，可以大大减少副作用。合并哮喘的患儿易在夜间发作，因夜间体内自身激素水平最低，这时喷入或吸入激素对预防哮喘发作很有作用。

　　鼻喷激素作为治疗过敏性鼻炎的重要手段之一，使用方法正确与否直接影响到疗效及副作用的产生。每次喷药前，患者应先将药液摇匀，确保喷出有效喷雾。在使用时，患者取直立位，头部稍向后倾斜，将喷口略朝向鼻腔外侧，一般用左手喷右鼻，右手喷左鼻。喷药后，可头部仰起 2～3 分钟，让药液向鼻腔后倒流，最后吐出进入咽部的药水。掌握正确的喷鼻方法可以减少鼻黏膜糜烂、出血、溃疡，甚至鼻中隔穿孔的可能。鼻喷激素使用疗程应不少于 4 周，然后根据症状控制及检查的情况逐渐减少用药的次数和剂量。对于成人及儿童过敏性鼻炎患者而言，鼻喷激素是安全的治疗药物，但值得注意的是，安全决不意味着可以随意用药或停药，非规范化的治疗反而会导致用药时间延长，效果变差。

（吴　建）

—— 专家简介 ——

吴　建

　　吴建，海军军医大学附属长征医院耳鼻咽喉头颈外科教授、主任医师、博士生导师。擅长鼻腔、鼻窦和鼻眼、鼻颅底相关部位疾病的微创手术及头颈部肿瘤手术治疗等。

133. 过敏性结膜炎怎么引起的

　　过敏性结膜炎是由于接触过敏原引起的结膜过敏反应，患者会觉得眼睛奇痒无比，眼睛结膜明显充血、水肿、流泪、有黏液性分泌物等，并且越靠近眼角情况越严重。患者一般没有眼痛，也无明显视力障碍，瞳孔正常。据统计，世界上 5% 以上的人因过敏性眼病就诊，而其中过敏性结膜炎的比例超过 50%。容易引起眼睛过敏反应的常见过敏原有尘螨、花粉、动物毛发等，这些过敏原容易进入眼睛。其中，尘螨是最主要的过敏原，约 30％的过敏反应与尘螨相关。家里的角落、地毯、布艺沙发等都是尘螨爱藏匿的地方。近年来由于使用眼部化妆品、佩戴隐形眼镜、空气污染加重等因素，过敏性结膜炎发病率进一步上升。

过敏性结膜炎是结膜炎的一种，其症状与红眼病（急性结膜炎）很相似，所以常被误认为红眼病。实际上，红眼病是因为感染了病毒或细菌感染引起的，而过敏性结膜炎是由于过敏体质的患者接触了过敏原引起的过敏反应，因此抗病毒眼药水或抗生素对其无效。由于普通的消炎眼药水对过敏性结膜炎起不了作用，因此一定要去医院就诊。抗生素治疗过敏性结膜炎无效，口服抗组胺药可以止痒和缓解刺激症状，如果无效，也可试用皮质类固醇眼药水。

（吴　建）

134. 过敏性结膜炎如何治疗

防治过敏性结膜炎的关键手段是脱离过敏原，患者可以通过过敏原皮试或特异性 IgE 抗体检测，初步筛查哪些是可能的过敏原，并尽量避免与过敏原接触。药物治疗包括糖皮质激素滴眼液如氟米龙、妥布霉素、地塞米松等，血管收缩剂如萘甲唑啉滴眼液等，肥大细胞稳定剂如色甘酸钠滴眼液等，症状严重者还可考虑口服抗过敏药物。上述药物均应在规范就医后，在专科医生指导下使用，不能盲目自行用药。

良好的眼部护理也很重要。冷敷、人工泪液滴眼可以缓解眼痒干涩症状，也可佩戴深色眼镜，避免日光直射，忌揉眼以免继发感染，加重角膜损伤。

（李吉平）

—— 专家简介 ——

李吉平

李吉平，上海交通大学医学院附属仁济医院耳鼻咽喉科主任、主任医师、教授、硕士生导师。上海市医学会耳鼻咽喉头颈外科专科分会委员，中华医学会变态反应学分会委员，中国中西医结合学会耳鼻咽喉科专业委员会委员。擅长鼻腔鼻窦肿瘤、甲状腺腮腺肿瘤、咽喉肿瘤、鼻息肉、鼻窦炎、中耳炎等疾病的诊疗等。

135. 过敏性鼻炎对身体的危害有哪些

过敏性鼻炎可能导致呼吸障碍、头昏、头痛、记忆力减退。

过敏性鼻炎发病时间过久后，鼻塞症状会加重，导致呼吸障碍，血氧浓度降低，由于大脑缺氧而造成头晕、头痛，出现嗅觉下降、注意力不集中、记忆力下降、学习成绩下降、认知功能下降、自信心下降，造成抑郁与焦虑，给社交、工作均带来麻烦。

过敏性鼻炎还会显著影响睡眠及情绪，降低生活质量，严重者出现打呼噜、打鼾，导致睡眠障碍和夜间哮喘发作。在治疗不及时或不规范情况下，可引发不少并发症，如过敏性鼻窦炎、支气管哮喘、分泌性中耳炎、过敏性咽喉炎、过敏性结膜炎等。

可见，虽然过敏性鼻炎本身不致命，但任其发展，不及时治疗的结果不可忽视。

（张维天）

—— 专家简介 ——

张维天

张维天，上海交通大学附属第六人民医院耳鼻咽喉头颈外科主任医师，医学博士，硕士生导师。美国国立健康研究院（NIH）及塔夫茨（TUFTS）大学博士后。擅长治疗鼻窦炎、鼻息肉、鼻腔鼻窦肿瘤、垂体瘤、放疗后复发或残留的鼻咽癌、脑脊液鼻漏、甲亢突眼、泪囊炎及外鼻整形修复诊治等。

136. 如何选用过敏性鼻炎的治疗药物

（1）口服及鼻内抗组胺药：口服 H_1-抗组胺药包括第一代（扑尔敏、酮替芬等）、第二代（西替利嗪、氯雷他定、地氯雷他定、左西替利嗪等）。有条件可使用第二代，不推荐使用第一代药物。鼻内 H_1-抗组胺药包括左卡巴斯汀鼻喷雾剂，适用于 6 个月以上儿童；盐酸氮卓斯汀鼻喷雾剂适合 6 岁以上儿童及成人。

（2）鼻内糖皮质激素：包括糠酸莫米松，适合 3 岁以上的儿童；丙酸氟替卡松，适合 4 岁以上的儿童；布地奈德，适合 6 岁以上的儿童。

（3）鼻内减充血剂：包括羟甲唑啉，疗程控制在一周以内。

（4）白三烯拮抗剂：主要是孟鲁司特。

（5）肥大细胞稳定剂：包括色甘酸钠，可稳定肥大细胞膜，防止脱颗粒释放介质。临床上应用2%溶液滴鼻或喷鼻。可口服的尼多可罗，效用明显强于色甘酸钠，对缓解鼻部症状有一定效果，滴眼液对缓解眼部症状有效。

（6）中成药：通窍鼻炎胶囊、鼻炎片等。

小儿过敏性鼻炎的治疗原则与成人相同，但药物剂量应适当调整。有镇静作用的抗组胺药会影响学龄儿童的学习能力，应避免使用口服或肌内注射糖皮质激素。虽然鼻内应用糖皮质激素效果很好，但应选择生物利用度极低的品种，并按推荐剂量使用。

（张维天）

137. 过敏性鼻炎用药物治疗效果逐渐变差怎么办

药物治疗过敏性鼻炎，开始效果很理想，后来逐渐变差，这往往是因为患者的用药方法不对造成的。常见的治疗过敏性鼻炎药物包括鼻喷糖皮质激素、抗组胺药物、减充血剂、抗胆碱药和肥大细胞膜稳定剂等，前两种是目前临床上首选的药物，后几种大多是辅助用药。最常出现疗效变差的主要是鼻喷糖皮质激素和减充血剂。鼻喷糖皮质激素是目前临床应用最多的药物，起效快、效果好、局部吸收少而且相对安全，但有些患者害怕副作用大，只在有症状的时候用药，症状缓解马上就停药。正确的用药方法是在症状严重的时候，每天使用1~2次（根据每种药物的药效持续时间），并同时口服抗过敏药物，等到症状缓解后（一般需要连续使用几周），逐渐减量到每天或者隔天喷一次，以小剂量作为维持量。

另一种疗效变差的药物是鼻用减充血剂。该药物起效迅速、价格便宜并能显著缓解鼻塞和流涕的症状，患者使用频率很高，但这类药物连续使用的时间不宜超过1周。长期使用会损伤鼻黏膜，导致药物性鼻炎，出现双侧持续性鼻塞，以及鼻内干燥不适等症状。因此，患者在用药时要仔细阅读使用说明，并采取正确的用药方式，严格遵照医嘱，才能获得持续的治疗效果。

（石润杰　易　彬）

—— 专家简介 ——

石润杰

石润杰，上海交通大学医学院附属第九人民医院耳鼻咽喉头颈外科副主任、主任医师、教授、医学博士。上海市医学会变态反应专科分会委员，上海市医师协会耳鼻咽喉科医师分会委员、上海中西医结合学会耳鼻咽喉科分会委员，中国中西医结合学会整形外科分会耳整形学组常务委员。擅长耳鼻咽喉过敏性疾病、耳鼻咽喉头颈肿瘤、整形修复、微创手术诊疗等。

138. 过敏性鼻炎会恶变吗

经常有患者有疑问："我常常鼻痒，打喷嚏，流鼻涕，最近鼻涕里面总带着血丝，会不会变成癌症？"

一般地说，过敏性鼻炎不会发生癌变。我国台湾省的一项研究发现，过敏性鼻炎患者罹患鼻咽癌的风险可能会增加，过敏性鼻炎队列中的参与者患上鼻咽癌的风险会高出 2.33 倍。每年发生 4 次及以上过敏性鼻炎的患者，其患上鼻咽癌的风险显著升高。研究者认为，尽管过敏性鼻炎与鼻咽癌之间的相关性是显而易见的，但这种关联背后的机制还处于持续研究中。一种可能的解释是，慢性、重复性的呼吸道刺激和炎症会降低黏膜纤毛的清除功能，过敏原在鼻咽部沉积后，上皮细胞发生变化，在一定的诱导时间后会促使上皮细胞发生恶变。

不过，到目前为止尚没有研究证明过敏性鼻炎会癌变，鼻涕或痰中带血，除了与鼻炎相关外，也有可能同时存在其他问题，应定期到正规的医疗机构进行检查、治疗。

（石润杰　阎小军）

139. 过敏性鼻炎疗效不好，看不看都一样吗

目前，我国过敏性鼻炎的患病率约为 11％，就诊率不到一半(47％)，对疗效满意的就诊患者也只有 65％。既然如此，过敏性鼻炎还有治疗的必要吗？答案是肯定的。过敏性鼻炎对患者的学习、生活、工作、社交等方面都会造成不同程度的影响，并给社会、经济等造成一定的负担。

过敏性鼻炎可引起黏膜上皮增殖性改变，导致黏膜肥厚及息肉样变，可继发鼻窦炎。另外，过敏性鼻炎还与慢性咳嗽有关，甚至可导致抑郁等心理疾病。法国巴黎国立健康和医疗研究所认为，鼻炎是成人首发哮喘的强力预测因子，多项研究表明，过敏性鼻炎程度增加，支气管病变严重程度也增加，过敏性鼻炎严重程度与支气管哮喘严重程度呈明显正相关，早期对过敏性鼻炎进行治疗可有效

阻止向哮喘等疾病发展。过敏性鼻炎虽不能根治，但规范治疗可以阻止疾病向更严重的程度发展，患者的生活质量也可以大大提高。可见，过敏性鼻炎反正除不了根就不予治疗的想法，是不正确的。

（石润杰　林娜娜　彭丽晶）

140. 喉咙痒、咳嗽可能有哪些原因

咽喉痒、反复咳嗽可以是接触到过敏原导致咽喉部发痒，继而反复清喉、咳嗽，或是吸烟刺激等导致的慢性咽炎，但更多的是合并了鼻炎或者鼻窦炎等鼻部疾病，引起分泌物倒流至鼻后和咽喉部，刺激此处的咳嗽感受器所致，甚至反流入声门，增加下呼吸道的炎性反应和反射性支气管收缩，导致咽痒和反复咳嗽，此种症状又称为鼻后滴漏综合征。治疗主要针对引起疾病的原因进行，有鼻腔鼻窦炎患者可行鼻腔冲洗，使用鼻喷激素等药物改善鼻塞，使窦口开放，促进引流，减轻炎症。合并过敏者需改善环境，避免变应原刺激，并可使用抗组胺药物。鼻窦炎保守治疗无效及鼻息肉患者可行功能性鼻内镜手术，清除病变，通过重建鼻腔鼻窦的通气、引流，促进病变黏膜生理功能的恢复。

（顾瑜蓉）

141. 患过敏性鼻炎的孩子为何容易鼻出血

临床上遇到容易鼻出血的孩子，追问其病史往往合并鼻痒、喷嚏、流清水涕等过敏性鼻炎症状，这是因为鼻痒等症状导致孩子喜欢揉搓鼻部，甚至将手指插入鼻孔缓解症状，鼻腔前中部毛细血管壁变薄，加之鼻腔黏膜处于炎症状态，血管通透性增加，黏膜水肿，促成过敏性鼻炎的孩子容易鼻出血。鲜血由鼻内滴出，出血量一般不多，此时将鼻翼捏住片刻出血可止住。也有的孩子在夜间安睡时鼻子出血，导致家长非常紧张。夜间孩子会不自觉揉鼻，可能导致尚未修复的毛细血管扩张出血。在排除全身因素后，这种鼻出血的治疗以滋润鼻腔加口服抗组胺药物控制过敏为主。

（顾瑜蓉）